周忠蜀

图解专业育儿 2

婴幼儿疾病照顾

周忠蜀　著

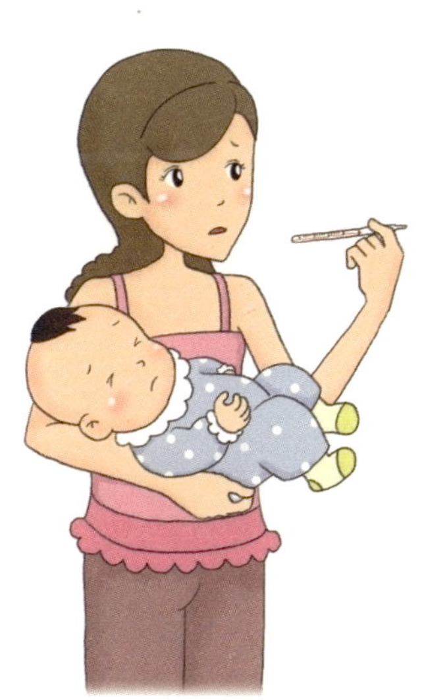

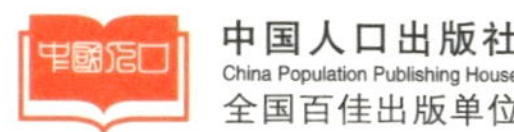

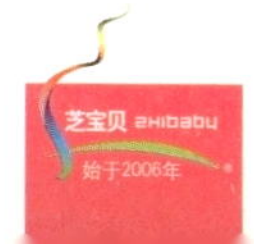

图书在版编目（CIP）数据

婴幼儿疾病照顾 / 周忠蜀著. -- 北京 : 中国人口出版社，2015.2

（周忠蜀图解专业育儿 ; 2）

ISBN 978-7-5101-2744-1

Ⅰ. ①婴… Ⅱ. ①周… Ⅲ. ①小儿疾病－防治－图解 ②婴幼儿－护理－图解 Ⅳ. ①R72-64②R174-64

中国版本图书馆CIP数据核字（2014）第173843号

周忠蜀图解专业育儿2　婴幼儿疾病照顾

周忠蜀　著

出版发行	中国人口出版社
印　　刷	北京缤索印刷有限公司
开　　本	787毫米×1092毫米 1 / 24
印　　张	6
字　　数	100千字
版　　次	2015年2月第1版
印　　次	2015年2月第1次印刷
书　　号	ISBN 978-7-5101-2744-1
定　　价	29.90元
社　　长	张晓林
网　　址	www.rkcbs.net
电子信箱	rkcbs@126.com
总编室电话	(010)83519392
发行部电话	(010)83514662
传　　真	(010)83519401
地　　址	北京市西城区广安门南街 80 号中加大厦
邮　　编	100054

前言

从怀上宝宝的那一刻起，妈妈就一直处于既幸福又紧张的状态，担心自己的宝宝有健康问题，直到宝宝出生，甚至长大，对于这一问题，每一位妈妈从来没有松懈过。

宝宝处于婴幼儿阶段时，生病了不会说，只知道哭，这让父母为之心急如焚。为此，我们特意编写了这本书，针对婴幼儿常见疾病进行讲解，让父母从迷惑中解脱出来，以便可以给予宝宝更好的照顾。

这本书通过对新生儿常见疾病，呼吸系统疾病，消化系统疾病，传染性疾病，五官、口腔疾病，皮肤疾病，急救常识等方面介绍了这些疾病的发病原因及症状，其中哪些是正常的反应，哪些是值得关注的危险信号，如何给宝宝合理的护理和饮食，如何提前进行预防，避免出现严重的后果，给予了切实有效的医学指导。

当爸爸妈妈对这些疾病有了系统的认识后，就会有的放矢，把握最佳治疗时机，正确用药。在宝宝生病后，不再手忙脚乱，也不再有无意义的担忧，而是坦然接受各种考验，让宝宝稚嫩的生命一天天强壮起来！

宝宝生病不可怕，只要父母用心护理，让宝宝得到科学的治疗，便可拥有健康快乐的生活。

希望本书能够成为每一位父母的良师益友，为每一个宝宝送去健康！

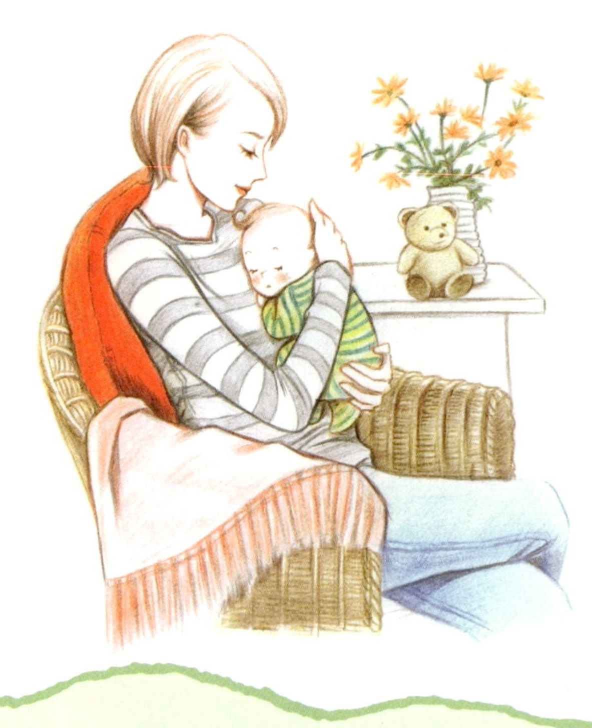

目录

contents

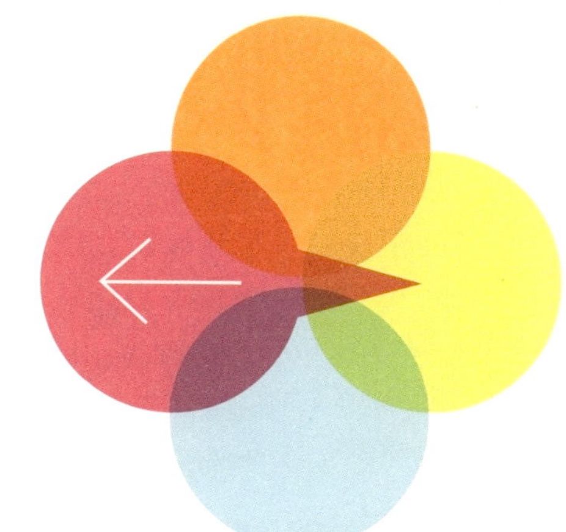

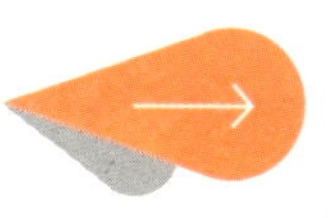

第一章 新生儿常见疾病

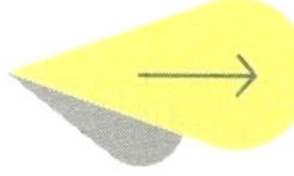

第二章 呼吸系统疾病

第三章
消化系统疾病

第四章
传染性疾病

第五章 五官、口腔疾病

第六章 皮肤疾病

第七章 肌肉骨骼、关节疾病

第八章 父母必知的婴幼儿急救常识

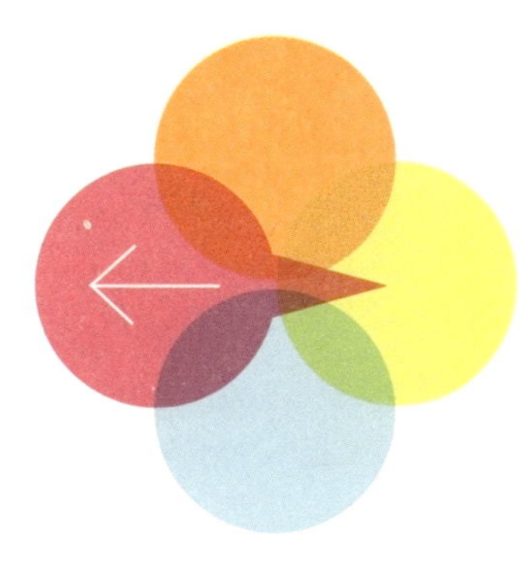

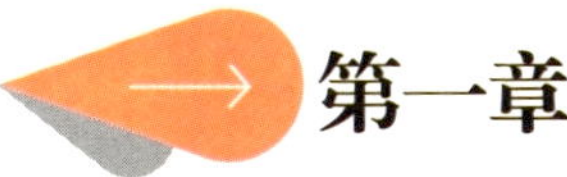

第一章

新生儿常见疾病

新生儿是宝宝刚出生一个月的称谓，这时生命较为“脆弱”，对外界需要一个适应的过程，因此新生儿很容易会受到外邪的入侵而生病。妈妈一定要了解新生儿的一些常见疾病，做到有备无患。

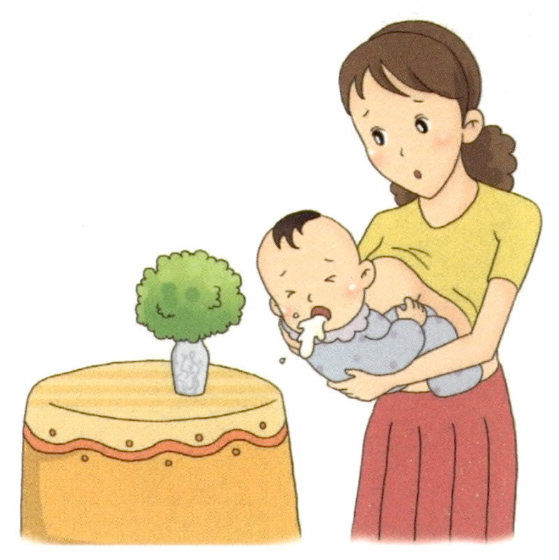

新生儿脐炎

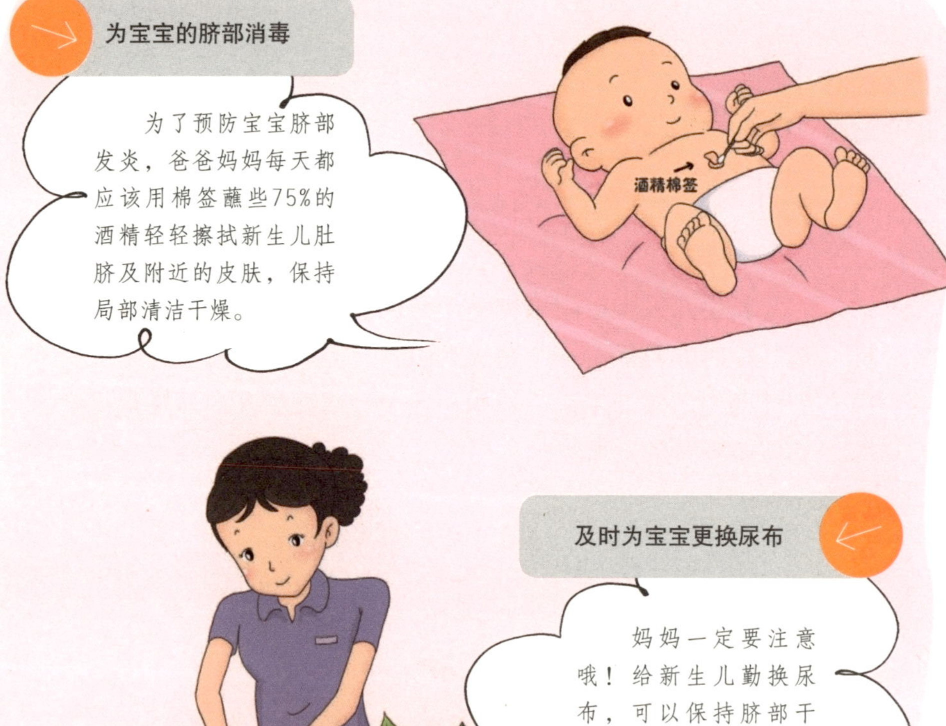

为宝宝的脐部消毒
为了预防宝宝脐部发炎，爸爸妈妈每天都应该用棉签蘸些75%的酒精轻轻擦拭新生儿肚脐及附近的皮肤，保持局部清洁干燥。
酒精棉签
及时为宝宝更换尿布
妈妈一定要注意哦！给新生儿勤换尿布，可以保持脐部干燥，预防脐炎。

育儿小百科

新生儿脐炎是一种急性蜂窝组织炎。宝宝出生后，接生人员会消毒断脐，处理好断头处后，再用消毒方纱包扎，脐带残端无血流通过，开始闭合变硬，3～10天后干瘪、脱落。若脐带残端消毒不严格，可能引起细菌感染，症状表现为脐部周围红肿，分泌物增多，并有臭味，可深及皮下组织形成脓肿，随病情的进展引起腹膜炎、肝脓肿和脓毒败血症等严重感染性疾病。

新生儿感染脐炎后怎样护理？

新生儿如有轻微感染，妈妈需将脐窝内脓性分泌物擦净，先用2%的碘酒局部消毒，再用75%的酒精脱碘，然后敷上干净纱布。如果局部感染严重，并且伴有发热、拒奶、精神弱等感染症状，应及时遵从医嘱合理使用抗生素治疗，每天做脐部护理，清除脓性分泌物，保持局部清洁干燥，防止大小便污染。

怎样预防脐炎？

想要预防宝宝患上脐炎，爸爸妈妈在平时应注意以下几点：

1.接触新生儿的前后要洗手。

2.新生儿的衣物要保持柔软、清洁、舒适。

3.注意观察新生儿的身体状况，出现发热、嗜睡、拒奶、呕吐等现象时，要及早送医治疗。

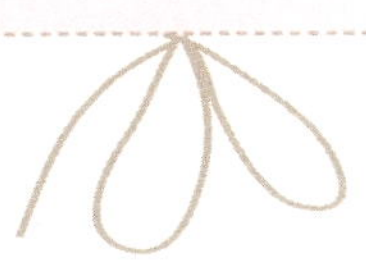

新生儿黄疸

患黄疸的宝宝"爱"睡觉
宝宝患有黄疸后，会伴随着轻微嗜睡的症状，还有一些宝宝可能会不爱吃奶。

孕期少吃辛辣食品，预防宝宝患上黄疸
孕妇在孕期应少食辛辣的食品，同时要戒烟戒酒，不滥用药物，这样能降低将来宝宝患上黄疸的概率。

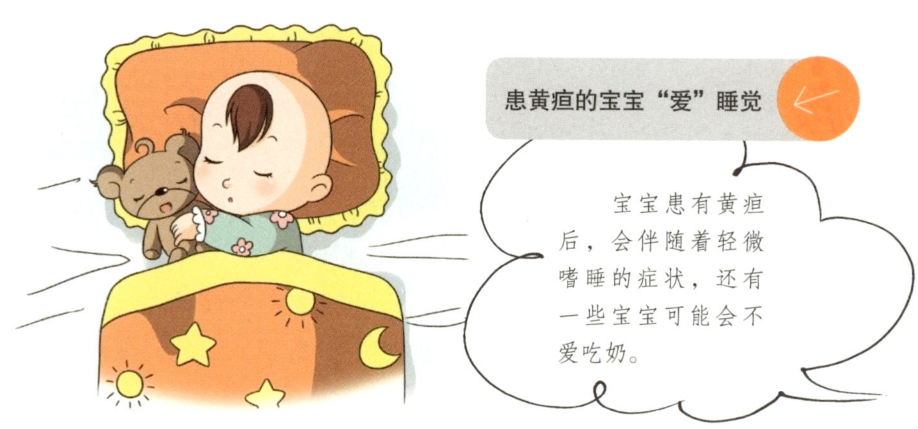

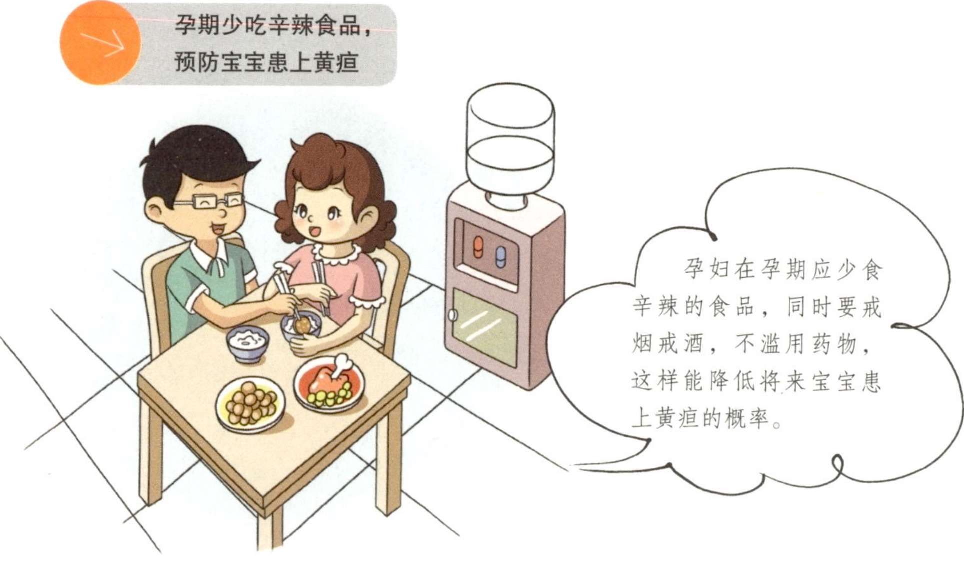

育儿小百科

新生儿黄疸包括新生儿血胆红素增高的一系列疾病，以巩膜、皮肤黄染为特征。新生儿黄疸可分为生理性黄疸和病理性黄疸两种。黄疸最初出现于面部，重者涉及躯干、四肢、巩膜，不伴其他症状，精神反应好。

新生儿出现黄疸后怎样护理?

生理性黄疸不需特殊处理。早产儿生理性黄疸消退会比较慢，感染和缺氧也可能使黄疸消退缓慢，如果新生儿黄疸一直没有消退，应及时就医。

宝宝出院后，如黄疸仍未全部褪尽，可给予完全暴露在太阳下直接照射，这样有利于黄疸的消退。如果检查发现黄疸是因母乳喂养引起的，可暂停喂母乳3天。

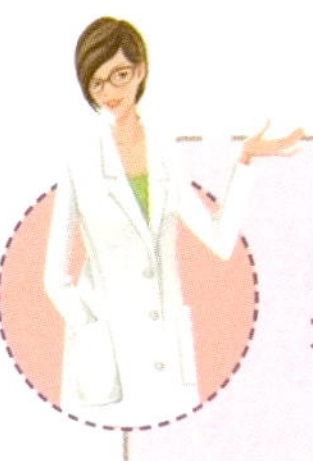

出生近一个月，还有黄疸怎么办?

一般来说，几乎所有新生儿得的生理性新生儿黄疸，在生后1星期或10天左右便能消退。

吃母乳的新生儿有时在出生后近一个月内也有黄疸，这是母乳黄疸。为了识别是否是新生儿肝炎引起的黄疸，应接受医生诊断。

如黄疸长期不退，并越来越重，有可能是患了先天性胆道闭锁症。由于胆汁色素都跑到尿里，尿变得很黄，大便呈白陶土灰白色，出现这种情况时要及早就医。

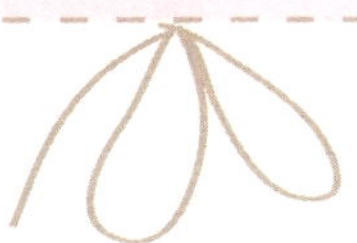

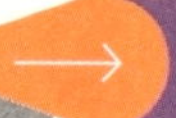

新生儿肺炎

患上肺炎初期的症状

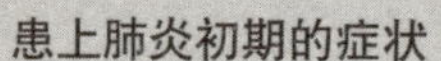

在患上肺炎后，最开始，新生儿通常会出现吐奶的现象，所以妈妈每次给宝宝喂奶时要少喂一些，但是要相应地增加喂奶次数。

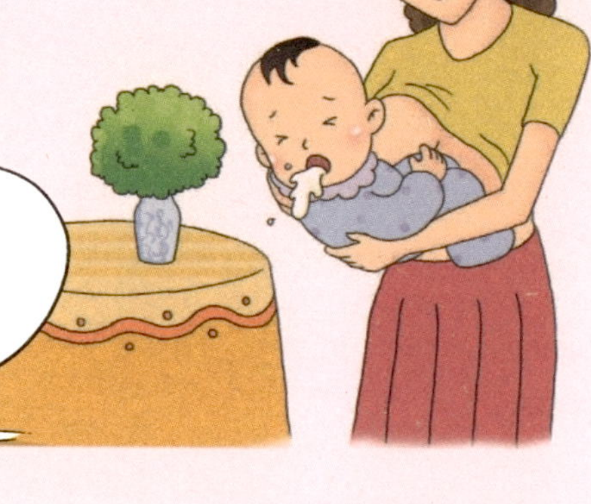

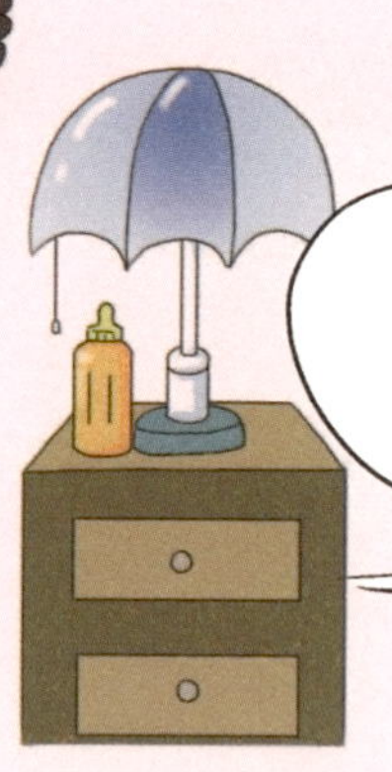

轻拍背部，使痰液咳出

妈妈应多让患上肺炎的新生儿卧床休息，经常协助他变换姿势，并轻轻拍打背部，以利于痰液排出。

育儿小百科

新生儿肺炎是新生儿期的一种常见疾病，它与婴幼儿肺炎有很大不同，主要是指临床症状不典型。婴幼儿肺炎以发热、咳嗽、喘憋、呼吸急促、缺氧征等呼吸道症状为主；而新生儿肺炎以全身症状为主，因新生儿咳嗽反射尚未完全，所以咳嗽多不明显，体温可正常、升高或偏低，伴有反应差、不哭、吃奶减少、拒乳、呻吟、呕吐、呛奶、吐沫、呼吸浅促等症状，还有呼吸不规则甚至呼吸暂停（早产儿多见）的现象。

新生儿感染肺炎后如何护理？

1.多让新生儿卧床休息，症状缓解后适当活动。

2.发热时及时予以退热处理，保持呼吸道通畅。

3.观察新生儿体温、呼吸、脉搏等生命体征。新生儿体温为36.5℃～37.5℃，呼吸为40～44次/分，脉搏为120～140次/分。

4.保持室内空气质量，适当给新生儿喂水。

怎样预防肺炎？

1.孕妇在孕期和产前一定要定期检查，若孕妇患过感染性疾病或胎儿发生过宫内窘迫，要警惕新生儿患肺炎的可能。

2.新生儿居住的房间应清洁、干净、通风和日照良好，新生儿要尽量避免与外人接触，防止呼吸道感染。

3.妈妈患感冒或服药时应暂停哺乳，因为病毒或药物代谢产物会通过乳汁进入新生儿体内。

新生儿腹泻

腹泻的新生儿爱哭闹

新生儿刚患上腹泻时，外表并无异样，只是出现大便变稀，次数增多，容易烦躁，哭闹等症状。

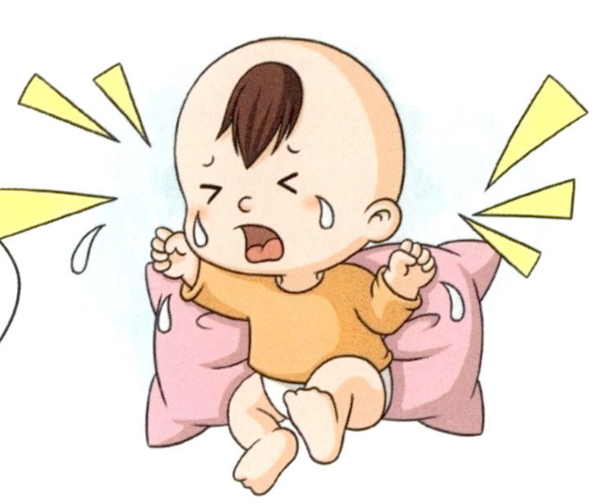

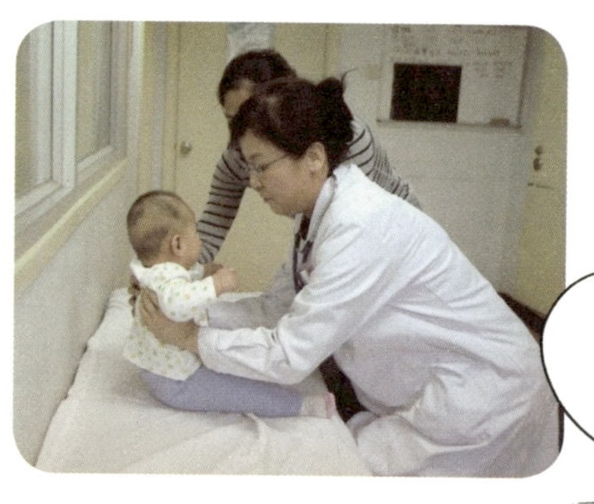

腹泻时伴随着发热应立刻就医

如果新生儿在腹泻的同时伴有发热，还哭闹，妈妈就要注意了，最好带宝宝去看医生。

育儿小百科

新生儿的免疫功能较差，肠道的免疫功能也不太好，所以肠道容易受感染。由于抵抗力较弱，随之肠道中的细菌防御能力也较差，因此，新生儿的消化功能容易紊乱，容易发生腹泻。

为什么不要轻视新生儿腹泻？

腹泻虽然不是太严重的疾病，但是长期腹泻，影响新生儿生长发育。当新生儿出现以下症状时，应尽快去医院就诊：

1. 一两个小时就大便一次的情况持续超过12个小时。

2. 已经高烧至39℃或者39℃以上超过1天。

3.排出的大便带血。

4.呈现脱水的症状。

5.轻度腹泻超过两周。

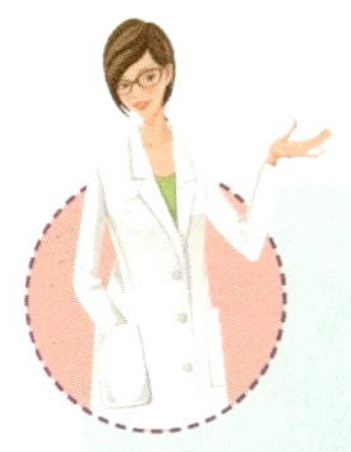

怎样喂养腹泻的新生儿？

1.轻度腹泻的新生儿：即一天排出水样便6～8次，可以继续保持原有的正常饮食。

2.微重腹泻的新生儿：可以停止喂食配方奶，以24小时内为佳。但是停止喂食的过程中，要不断地给新生儿补充少量的母乳或其他电解质，口服干净的液体，以减轻肠胃饥饿的感觉，并防止新生儿脱水。

但要注意，妈妈不要给新生儿补充很甜的饮料和煮熟的牛奶，也不要强迫新生儿喝水，禁食的时间最好不超过24小时。24小时后，可以喂一些母乳或奶粉。3天后，在医生的指导下，可恢复正常的饮食。

新生儿鹅口疮

哺乳妈妈要慎用抗生素

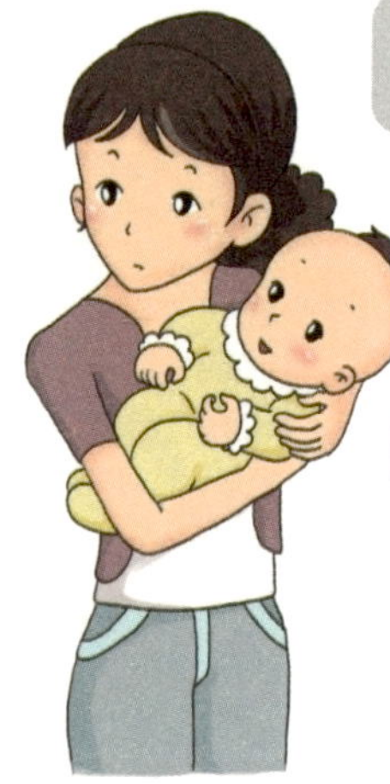

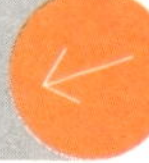

妈妈在哺乳期间对抗生素等药物需要慎用，以免药物通过乳汁传递给新生儿，使新生儿患上鹅口疮。

鹅口疮变严重的后果

宝宝患了鹅口疮后会因拒绝吃奶导致食量减少、体重增长缓慢。

如鹅口疮扩散到口腔的后部，还可能殃及食管，一旦受到牵连，宝宝吞咽奶水时就会感到不舒服，甚至会因为怕疼而拒绝吃奶，有可能出现脱水。

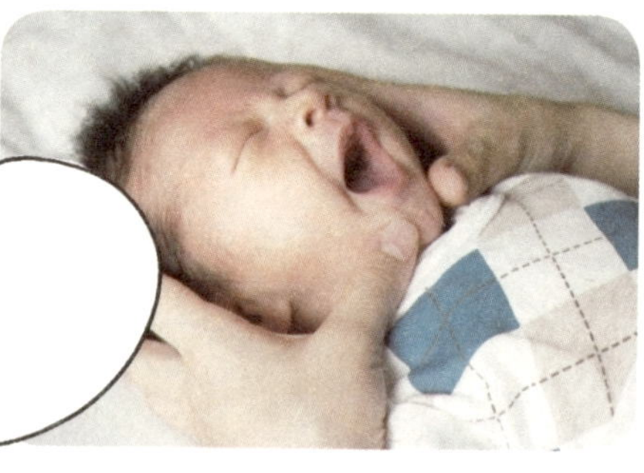

育儿小百科

鹅口疮也称为“雪口病”，是一种口腔黏膜霉菌病，主要由白色念珠菌感染造成。此病多见于新生儿，以及营养不良、长期使用广谱抗生素或激素的宝宝。新生儿多由产道感染，或者因哺乳时乳头不洁及喂养器具受污染而感染。

怎样护理患鹅口疮的新生儿?

1.需给他准备单独的洗漱用具和餐具，用完以后要煮沸消毒15分钟。

2.在给新生儿涂药前要先清洗其口腔。涂药后不要让新生儿马上漱口、饮水或进食，以免影响治疗效果。

3.时刻观察病情变化，如果新生儿出现发烧、烦躁不安等情况，并且口腔黏膜上的乳凝块样物向咽部以下蔓延，就应立即就医。

怎样预防鹅口疮?

1.喂奶前奶瓶要消毒，奶头应洗净，手也要用肥皂清洗。

2.新生儿的毛巾、手绢要消毒。用4%的苏打溶液浸泡半小时，然后清洗，煮沸消毒。

3.纠正营养不良，调整膳食或治疗相关疾病。

4.平时注意新生儿的口腔卫生。

新生儿发热

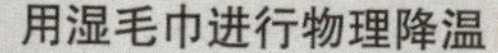

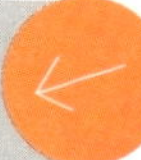

用湿毛巾进行物理降温

如果新生儿发烧了，但是腋下温度没有超过38.5℃，妈妈可以把毛巾在温水里浸过拧干给新生儿擦洗，这是一种物理降温方法。

接种疫苗后发热怎么办

接种疫苗后发热，首先要排除疾病所致的发热。如果是疾病所致，检查可见阳性体征，如咽部充血、扁桃体增大充血化脓、咳嗽和流涕等症状，可咨询医生。疫苗所致发热没有任何症状和体征，一般不需要治疗，会自行消退。

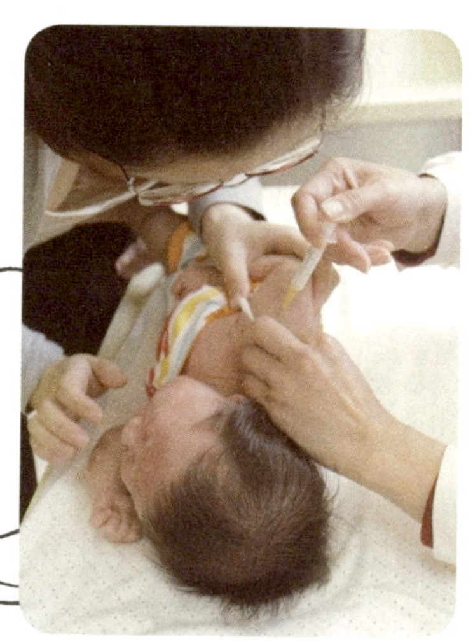

育儿小百科

新生儿由于体温调节中枢功能还没有发育完全，所以比较容易受温度的影响，出现身体发热的现象。一般来说，宝宝的体温达到37.4℃以上就算低烧了。

新生儿发热后如何护理？

1.新生儿发烧的时候，妈妈不要给其穿太多的衣服，盖太厚的被子，这样不利于散热。

2.让新生儿多喝水，并多用毛巾擦拭新生儿的皮肤，以去除汗液，保持皮肤清洁。

3.当腋下体温超过38.5℃时应该使用退烧药，但是要注意，服药前应得到专业医生的指导。

4. 体温低于38.5℃时，可物理降温，用温水擦拭患儿全身皮肤，重点擦拭部位如颈部、腋下、肘部及腹股沟处等。

5. 如果以上方法都不起作用，应及早到医院就诊，以免耽误病情。

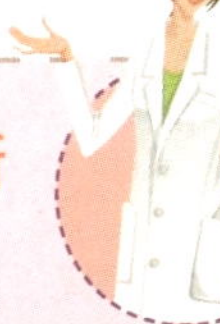

如何预防新生儿发热？

1.保持新生儿的居室通风。

2.冬天屋内温度不要过高，以20℃～22℃为宜，给新生儿营造一个舒适的环境；夏天可以开空调，以免室内温度过高，引起中暑。

3.保证一定的湿度，尤其是在冬天，空气干燥，应在房间内洒一些水或用加湿器增加室内湿度。

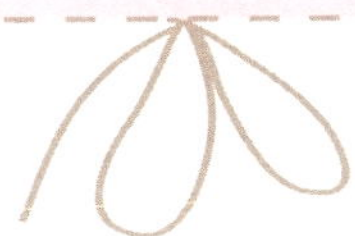

新生儿溶血症

胎儿期就可能患溶血症
如果在孕期，腹中的胎宝宝就已经患上了溶血症，在还没出生前，会有死亡的可能。
多观察新生儿的状况
新生儿溶血症在发病初期症状跟黄疸相似，需要妈妈对新生儿仔细照料，细心观察。一旦发现新生儿出现溶血症症状，应立即就医。

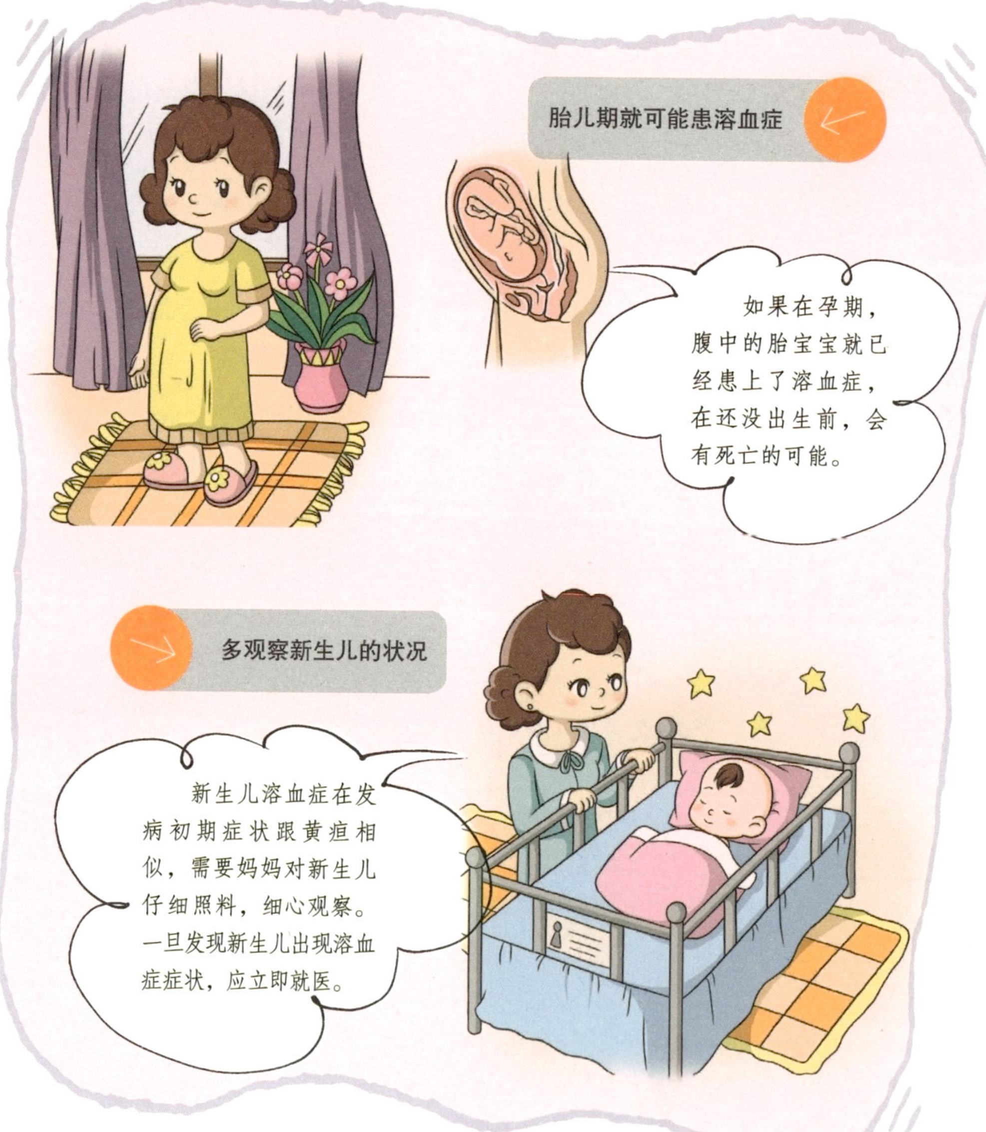

育儿小百科

新生儿溶血症是指母子血型不合，母亲血型抗体与胎儿红细胞（抗原）发生同族免疫反应，导致红细胞溶解破坏的一种溶血性疾病。在我国以ABO血型不合性溶血症最多见，Rh血型不合性溶血症较少见。新生儿溶血症的临床表现轻重不一，轻型溶血多见于ABO溶血症，生后数天内出现轻微黄疸，近似生理性黄疸，无贫血或轻度贫血。重型溶血主要见于Rh溶血症，除重度黄疸外，新生儿多有全身苍白浮肿、肝脾肿大、重度贫血、胸水、腹水、呼吸窘迫、精神反应差、不吃奶等危重症候。

怎样治疗新生儿溶血症？

1.轻症溶血症可用蓝光照射，口服利湿退黄的中药，输点人血白蛋白。

2.重症溶血症需及时换血，静点丙种球蛋白等。也可蓝光箱内照射，治疗时，要给新生儿戴上遮光眼罩以保护眼睛，箱内温度高于室温，注意及时喂水。

3.妈妈需关注新生儿各项生命体征，如神志、呼吸、心率、黄疸等。

孕期产检可避免生出患溶血症的新生儿吗？

怀孕后定期参加产检。若孕妇曾经有死胎史，本胎Rh抗体效价明显升高，出现胎心杂音，孕末期腹围体重过度增大、羊水胆红素升高或影像学发现胎儿水肿、腹水、肝脾肿大等情况，要考虑提早终止妊娠。

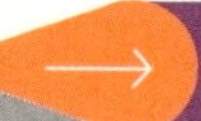

新生儿败血症

新生儿败血症是指新生儿期致病菌进入血液循环，生长繁殖并产生毒素所造成的全身感染性疾病，有时在体内产生迁移病灶，早产的新生儿发病率更高。

新生儿败血症的症状是什么?

其早期症状大多不典型，如精神弱、烦躁不安、拒奶、发热等，早产儿可有体温不升、拒奶、不哭、面色苍白、体重不增等表现。继而会出现口周发青，呼吸增快，腹胀，黄疸，肝脾肿大，皮肤发花，出现瘀点、瘀斑等感染中毒表现。

怎样养护有败血症的新生儿?

1.保持皮肤清洁。皮肤脓疱可先用无菌针头挑破，再用75%的酒精擦拭。脐炎可用75%的酒精局部擦拭并保持干燥。

2.体温不升者可入暖箱中保暖，重症患儿可放在开放暖台上保暖；发热者予以物理方法降温，即用32℃～36℃的温水擦浴，使皮肤血管扩张，血流量增加，达到传导散热的目的。

3.及时清除呼吸道分泌物，保持呼吸道通畅。

4.监测各项生命体征，如精神状态、体温、呼吸、脉搏等。

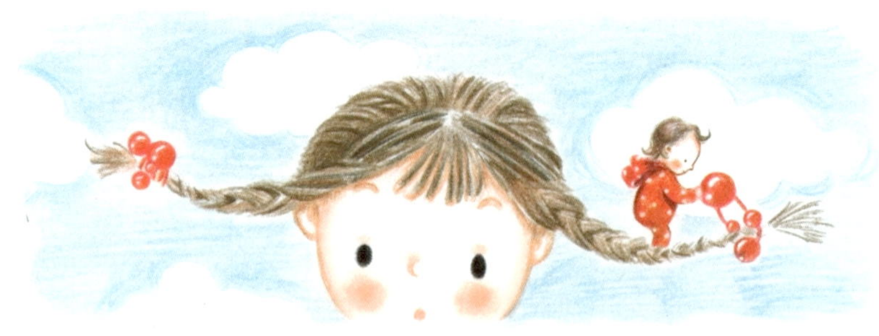

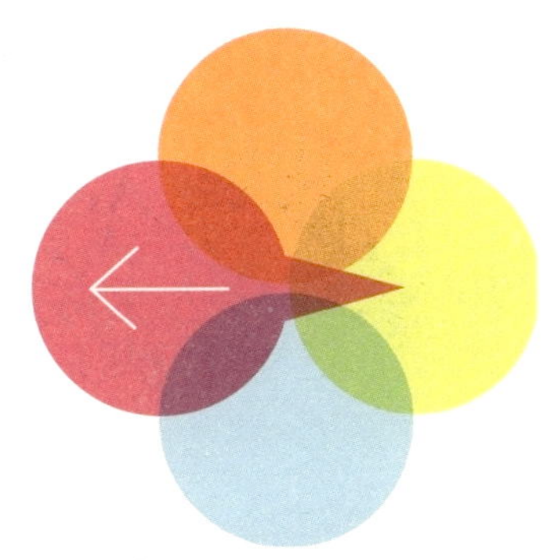

第二章

呼吸系统疾病

宝宝出现呼吸系统疾病，主要是因为空气比较干燥或空气污染严重。呼吸系统疾病包括很多，比如，感冒、哮喘、支气管炎、肺炎、百日咳等，妈妈在平时一定要增强宝宝的抵抗力，从根本上远离疾病。

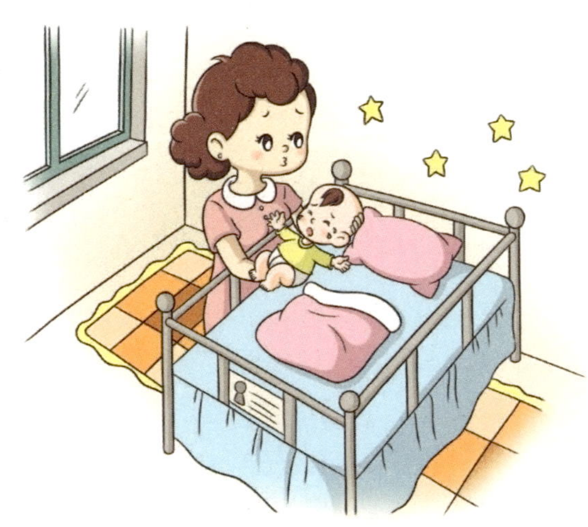

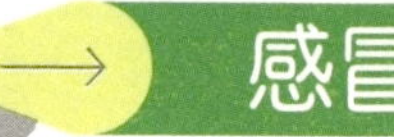

感冒

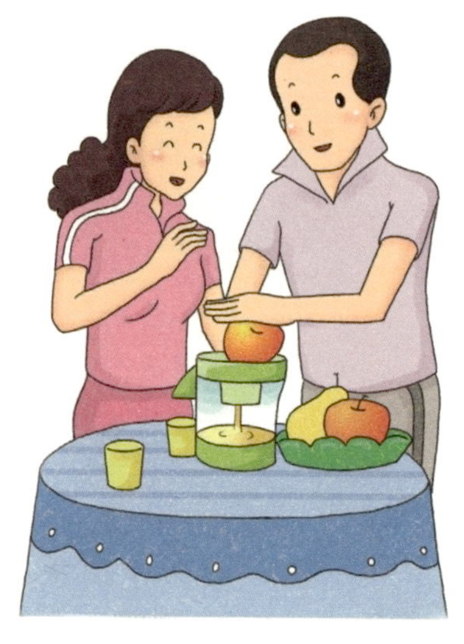

给感冒的宝宝喝鲜果汁

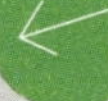

宝宝感冒期间可能会不爱喝奶，爸爸妈妈可以给宝宝喝一点儿鲜榨的果汁。

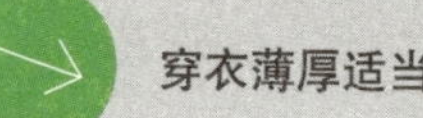

穿衣薄厚适当，预防感冒

爸爸妈妈在带宝宝外出活动时，一方面要注意给宝宝保暖，以免宝宝感冒；另一方面还是注意不要过于捂着，以免出汗后受凉而感冒。

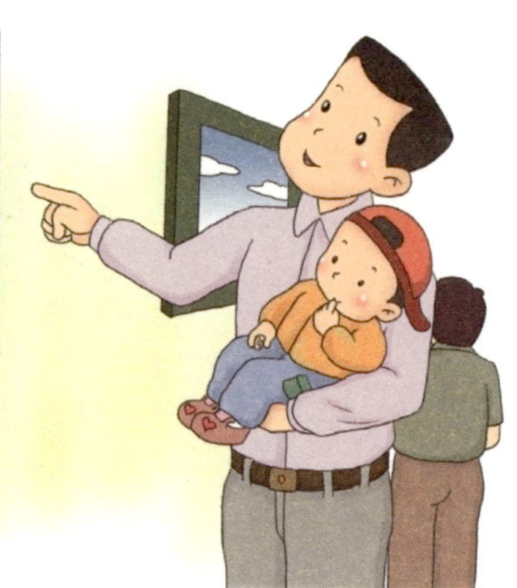

育儿小百科

感冒就是急性上呼吸道感染，由流感病毒所引起的呼吸道传染病。常常伴随流稀鼻涕、打喷嚏，有时也咳嗽等症状。

感冒后，宝宝出现哪些现象需就医？

1.如果宝宝是新生儿、哮喘儿、复感儿或先天性心脏病患儿，一旦发现感冒症状，尽早就医。

2.如果宝宝在感冒期间拒绝进食，发热烦躁，尤其是有热性惊厥病史，应当立即带宝宝就医。

3.如果宝宝咳嗽超过3天，症状没有好转，甚至出现气促、音哑、发热等情况，应当带宝宝立即就医。

4.如果宝宝嗜睡但不能安睡，精神不佳，醒时哭闹不止，要带宝宝看医生。

宝宝感冒后如何护理？

在宝宝明显表现出感冒症状期间，爸爸妈妈不要给宝宝洗澡，以免再次受凉。如果宝宝吃奶困难，可减少半勺或一勺奶量，也不要硬性喂宝宝。与此同时，还要注意给宝宝随时喂水，以补充体内水分的流失。

如何预防宝宝感冒？

生活上，要注意保持宝宝的清洁卫生，注意居室空气流通。感冒流行高峰期，避免带宝宝到公共场所，以减少感染的机会。平时让宝宝多运动，以提高免疫力。爸爸妈妈外出回来后应先把手洗干净再抱宝宝。

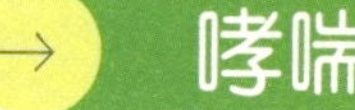

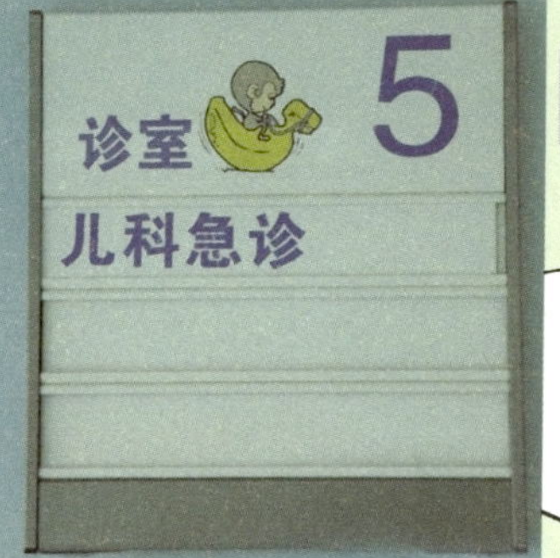

症状明显时要去看急诊

宝宝如果有不停打喷嚏，不断咳嗽等哮喘前兆，应及时带宝宝看儿科急诊，并要把宝宝哮喘发作前后情况向医生说明。

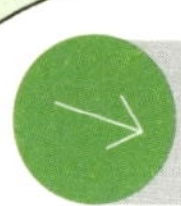

避免哮喘发作，应有充足的睡眠

妈妈一定要保证宝宝睡眠充足，哮喘发作的概率就会减少。

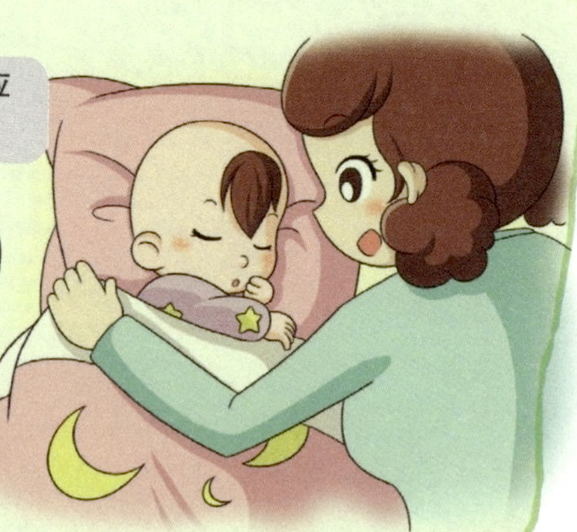

育儿小百科

哮喘是婴幼儿比较常见的一种呼吸道疾病。婴幼儿哮喘的主要诱发因素是上呼吸道感染。多数患儿有婴儿湿疹、过敏性鼻炎或食物过敏史，这样的婴幼儿，通常家庭成员中也有哮喘患者。

宝宝哮喘发作时怎么办？

妈妈如果发现宝宝有连续打喷嚏、不断咳嗽、烦躁、精神不振、呼吸加快等哮喘先兆时，应立即去医院就医，咨询是否需要使用平喘药，以防哮喘大发作。宝宝的平喘药物要放在触手可及的地方，一旦发病，便于及时按医嘱服用，以免加重病情。对于哮喘发作严重的宝宝，务必带宝宝就医。

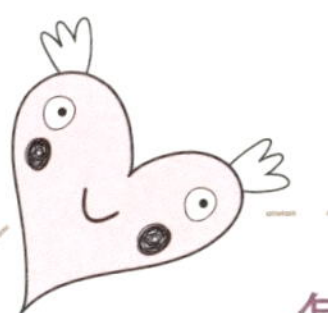

怎样预防哮喘发作？

1.为宝宝布置一个舒适的环境，室内保持清洁、通风、干燥，严禁吸烟。

2.让宝宝加强体育锻炼，以增强体质，提高宝宝的身体对气候变化的适应力，增强自身免疫力。

3.根据气候的变化，应及时给宝宝增减衣服，防止宝宝受凉感冒，尤其要预防呼吸道病毒感染。

4.关注宝宝的生活、饮食习惯，尽量避免与致敏物质接触。

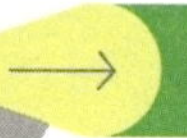

支气管炎

变换睡眠姿势，使痰液咳出

宝宝患上支气管炎后，在睡觉时，妈妈可以帮助宝宝变换姿势，使得痰液咳出，缓解宝宝的不适。

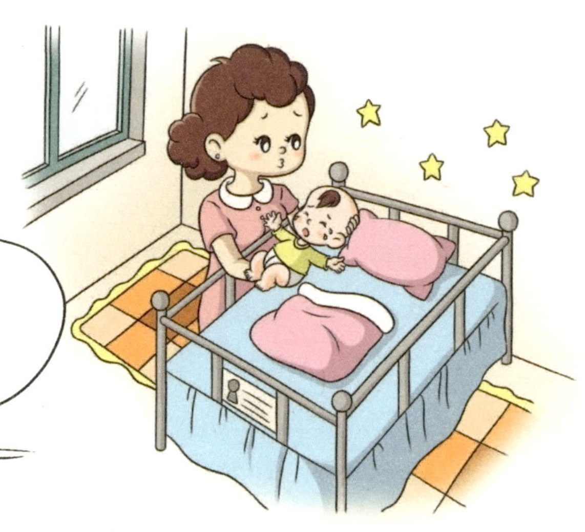

有支气管炎病史的宝宝更需注意

之前得过支气管炎的宝宝，在受凉感冒时很容易再引起支气管炎，所以在夜晚，天气稍凉，妈妈要给宝宝盖好被子，尤其注意不要让背部受凉，否则很可能会感冒，甚至引发支气管炎。

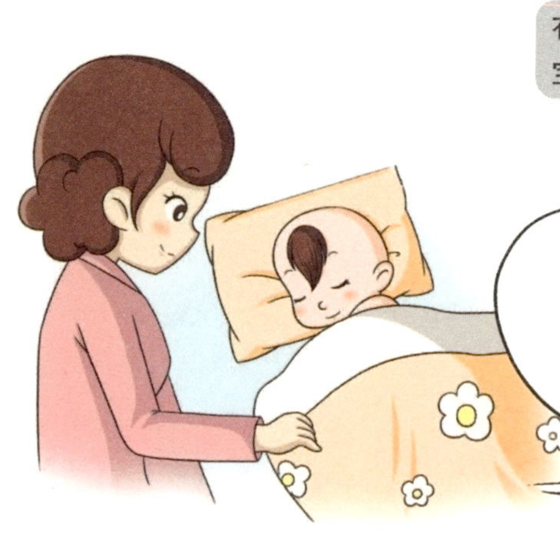

育儿小百科

支气管炎是由病毒或细菌等病原体感染所致的支气管黏膜炎症，是婴幼儿时期的常见病、多发病，往往继发于宝宝上呼吸道感染之后，常为小儿肺炎的早期表现。

宝宝患支气管炎的症状有哪些？

如果宝宝患有支气管炎，在发病的前2～3天，宝宝会出现流鼻涕及上呼吸道感染的一些症状，如恶寒、头痛、咽干、咳嗽、发热等，多为低热，少数可达38℃～39℃。刚开始发病时，宝宝一般会出现单声干咳，或者会咳出少量黏液痰，随病情发展，咳嗽加剧，分泌物也逐渐增多，咳出的痰液呈黄绿色黏脓性。呼吸稍微增快，有的宝宝会出现短促的喘息。

如何护理患支气管炎的宝宝？

1.宝宝所处居室要温暖、通风和采光良好，并且空气中要有一定的湿度，防止太过干燥。

2.如果家中有吸烟者最好戒烟或去室外吸烟，以免对宝宝产生不良刺激和不利影响。

如何预防支气管炎？

平时注意加强宝宝的身体锻炼，以增强抗病能力；在天气经常变化的时候，防止宝宝受凉，尤其是秋冬季节，要注意给宝宝保暖。

肺炎

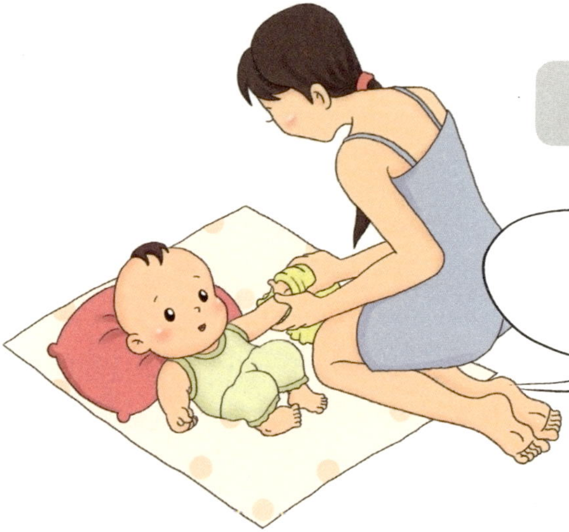

多给宝宝清洁

勤给宝宝擦手擦脸，防止细菌等传染，可以避免宝宝患上肺炎哦！

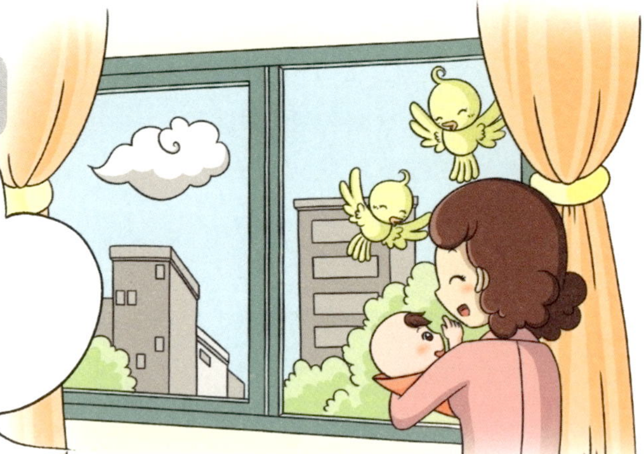

谨防小儿肺炎并发症

小儿肺炎如果诊治不及时，会出现并发症——肺不张、肺气肿、支气管扩张症等，其后果严重。早治疗，才会恢复快。

育儿小百科

宝宝患上肺炎，爸爸妈妈应特别关注，因为此病在小儿常见疾病中是较为严重的疾病之一，细菌、病毒、支原体等均可引发肺炎。主要表现为发烧、咳嗽、喘息，医生听诊可以听到肺部有杂音。3岁以内婴幼儿在冬、春季易患肺炎，宝宝的年龄越小，症状越重。

如何预防肺炎？

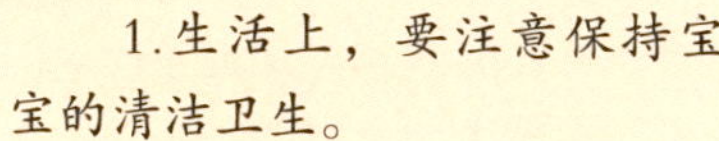

1.生活上，要注意保持宝宝的清洁卫生。

2.不要让宝宝与患呼吸道感染的人频繁接触。

3.室内要经常通风换气。

宝宝患肺炎后如何护理？

在发热期间要给宝宝喂流食，如米汤、菜水、母乳、牛奶。婴儿要暂时减少奶量，严格控制高热量食品的摄入。退热后，可加半流质食物，但不宜添加得过快。当宝宝出现高热不退、咳嗽、拒奶等现象时，应及时去看医生。

宝宝得肺炎是否会发热？

细菌感染引起的肺炎一般都发热，而病毒感染引起的肺炎不一定发热。有的宝宝肺炎已经住院治疗几周了，其症状还是咳嗽、痰多。

肺炎初期分泌的痰液很少，到炎症的恢复期病变开始消散时，痰液会越来越多。一旦宝宝能把痰咳出来病就快好了。但通常肺炎的初期是连续几天会高热不退，所以妈妈要对有咳嗽、发热的宝宝多加留心。

百日咳

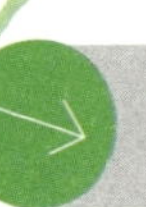

宝宝患病期间，居室要注意通风

患百日咳的宝宝由于频繁剧烈的咳嗽，肺部过度换气，易造成氧气不足，一氧化碳潴留，应有较多的氧气补充，在室内，尽量保持空气新鲜，并流通，如果天气好，还可以带宝宝在室外活动。

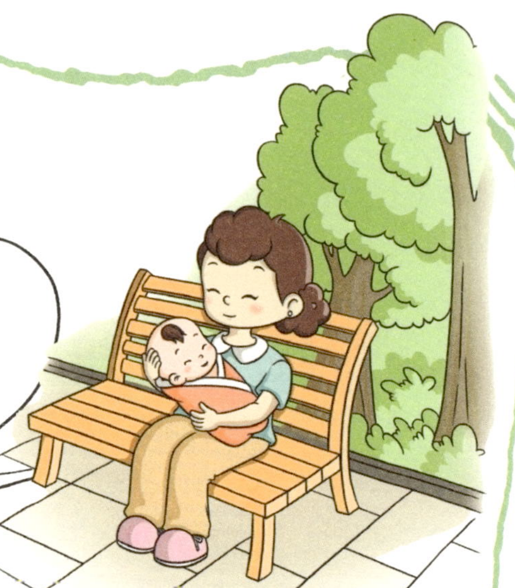

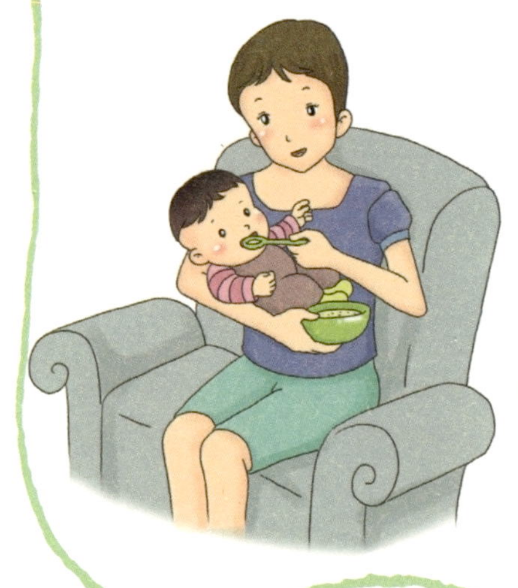

宝宝患病期间应多吃柔软的食物

宝宝在患病期间，饮食方面应以柔软的流质或半流质食物为主，这样利于宝宝恢复健康哦！

育儿小百科

百日咳是一种小儿急性呼吸道传染病，多见于5岁以下宝宝，一年四季散发，典型特点是阵发性痉挛性咳嗽，终末有鸡啼样吸气声。本病潜伏期为1～2周，最长可达3周。病原体是百日咳嗜血杆菌，它是一种革兰阴性杆菌，存在于患儿的呼吸道黏膜中。此病可传染，传播途径是飞沫传播，咳嗽时随飞沫喷出，传染给周围儿童。患儿得百日咳后可获终身免疫。

宝宝患百日咳后，应怎样护理？

1.加强宝宝的呼吸道管理，及时清除呼吸道分泌物，痰液稠厚者可先予以超声雾化吸入，必要时再予以吸痰处理。

2.注意饮食，多让宝宝卧床休息，保证充足的睡眠。

3.隔离期从痉咳开始计算为4周，或从发病时间计算为40天。

如何预防百日咳？

1.保持室内空气新鲜，日光充足，保持适宜的温度和湿度。

2.加强预防接种，目前国内采用“白百破”三联疫苗，初种对象为2～3个月的婴儿，以后还需复种。

3.未接种过疫苗且有接触史的2岁以下宝宝，可肌肉注射百日咳高价免疫球蛋白，每次1毫升，隔日1次，连续3次。

4.药物预防，有接触史的患儿可遵医嘱口服红霉素。有密切接触史的儿童应自接触之日起检疫21天。

扁桃体炎

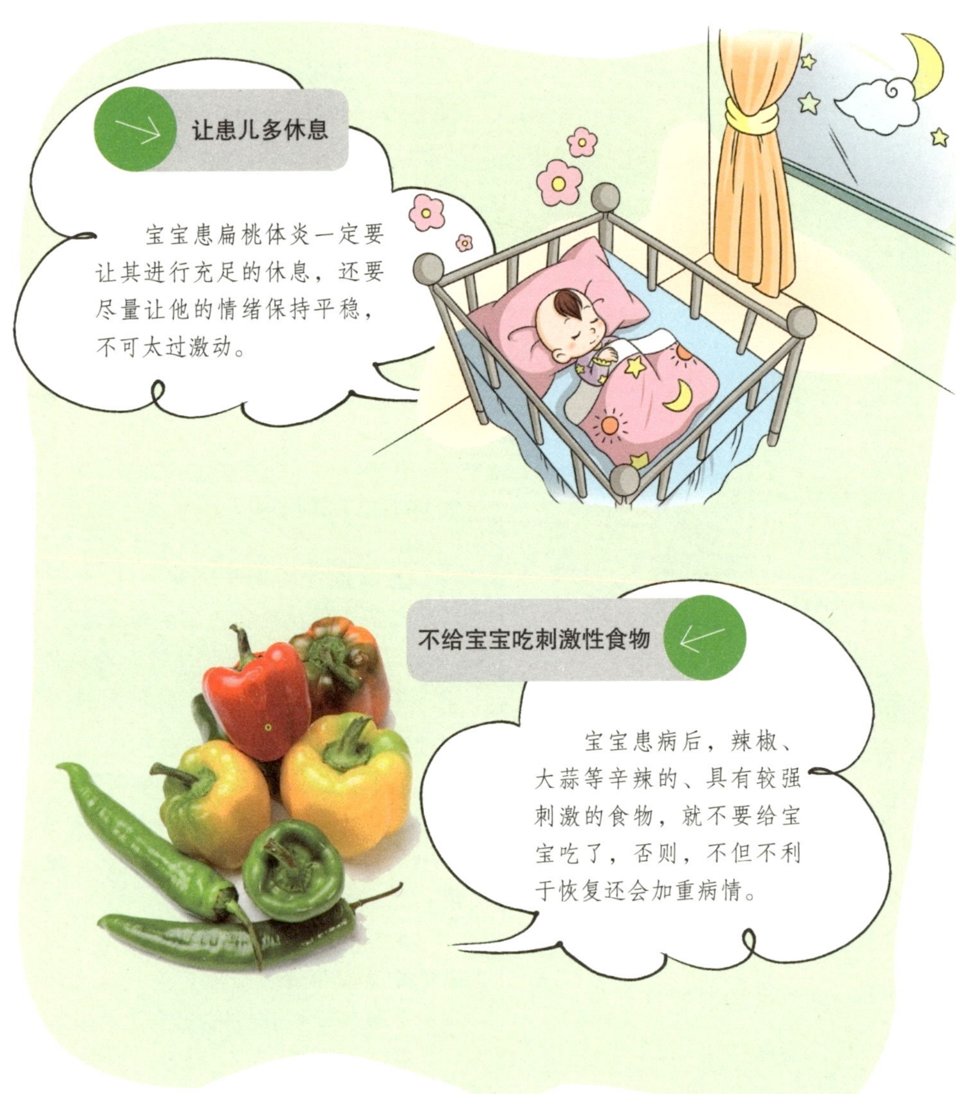

让患儿多休息

宝宝患扁桃体炎一定要让其进行充足的休息，还要尽量让他的情绪保持平稳，不可太过激动。

不给宝宝吃刺激性食物

宝宝患病后，辣椒、大蒜等辛辣的、具有较强刺激的食物，就不要给宝宝吃了，否则，不但不利于恢复还会加重病情。

育儿小百科

扁桃体炎是细菌或病毒感染了咽部后方造成发炎，引起疼痛，也是上呼吸道感染。一旦患病，宝宝就会感到喉咙疼痛，几个小时内体温就会升高发热；宝宝由于咽部疼痛所造成的刺激，可能发生呕吐和咳嗽，拒绝饮食；颈部的腺体会逐渐肿大，颌下淋巴结肿得最大，并且有触痛感，可以用手摸到球结状的硬块。

如何预防扁桃体炎?

预防扁桃体炎的关键是让宝宝锻炼身体，增强体质，预防感染。在天气变化的时候，要注意给宝宝增减衣物，避免受凉感冒。尤其需要注重宝宝的个人卫生，帮助宝宝养成良好的卫生习惯。在饮食上忌生冷，不要喝饮料、吃甜食。

宝宝患扁桃体炎如何护理?

要注意宝宝的口腔卫生，每天用淡盐水或2%小苏打水让宝宝漱口4~5次。如果宝宝的扁桃体上带有白点，或扁桃体肿大以至于遮住了咽部开口处，就应立即带宝宝就医。

饮食方面，要让宝宝大量喝水，吃富有营养易消化的半流质清淡饮食，宜选择含水分多又易消化的食物，如稀米汤、果汁、甘蔗水、马蹄水、绿豆汤等；多吃蔬菜、水果、豆类食品，如青菜、西红柿、胡萝卜、黄豆、豆腐、豆浆、梨、冰糖、百合汤等。

鼻出血

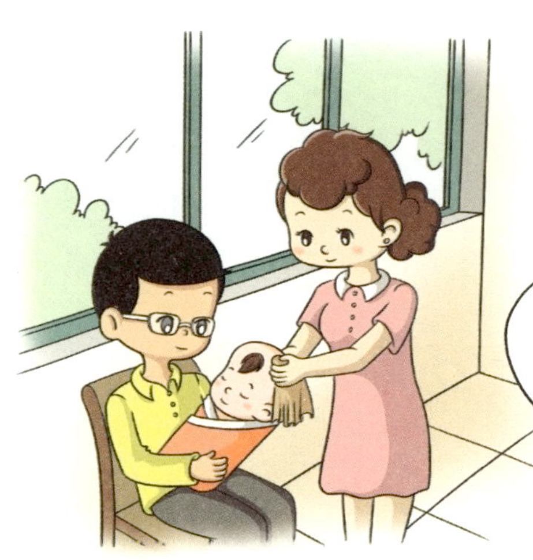

不要让患儿晒太阳

对于流鼻血的宝宝，妈妈不应在其患病期间，带宝宝在太阳暴晒情况下进行过多的活动，这样会加速宝宝体内水分流失。

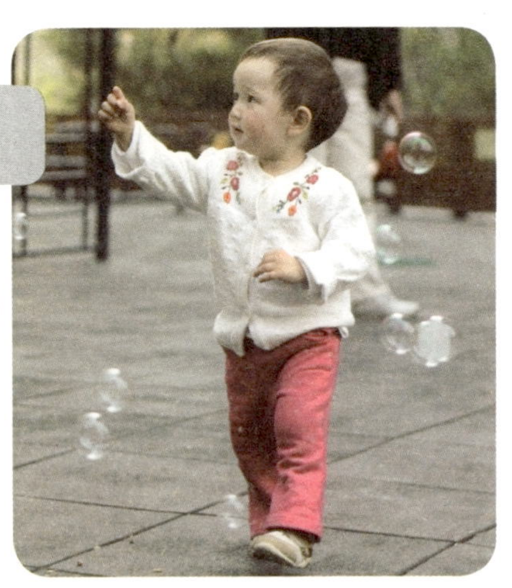

增强宝宝的抵抗力

平时，要加强宝宝的身体锻炼，增强体质。此外，最好不要给宝宝穿得太厚，避免因内热过盛导致鼻出血。

育儿小百科

鼻出血也称作鼻衄，是指由于鼻腔黏膜血管破裂引起的出血。鼻衄是儿童常见病，一年四季均可发病，在天气炎热或室内空气干燥时容易发生，多见于学龄前和学龄儿童。

宝宝鼻出血后如何护理？

宝宝鼻子出血时，可先采用指压法止血，患儿采取半卧位，用食指和拇指将鼻翼向鼻中方向挤压3～5分钟，多能止血。并配合用冷毛巾敷患儿前额和鼻梁处。

捏鼻止血时，尽量使患儿保持安静，避免哭闹，头不要过分后仰，以免血液流入喉中。如患儿血液流入喉中，有吐血症状，最好让其采取坐位，头稍向前倾，尽量将血吐出。

如何预防鼻出血？

1.在气候炎热的夏季或空气干燥的季节，要多给宝宝喝水。

2.冬季，如果室内空气干燥，可以使用加湿器并经常开窗通风。

3.不要让室温过高，一般控制在20℃即可。

宝宝流鼻血，在饮食方面应注意什么？

饮食方面，要注意给宝宝补充营养，让宝宝吃高热量、易消化的食物，选择富含维生素C、维生素K、维生素P等的食物。不要给宝宝吃辛辣刺激的食物。

鼻窦炎

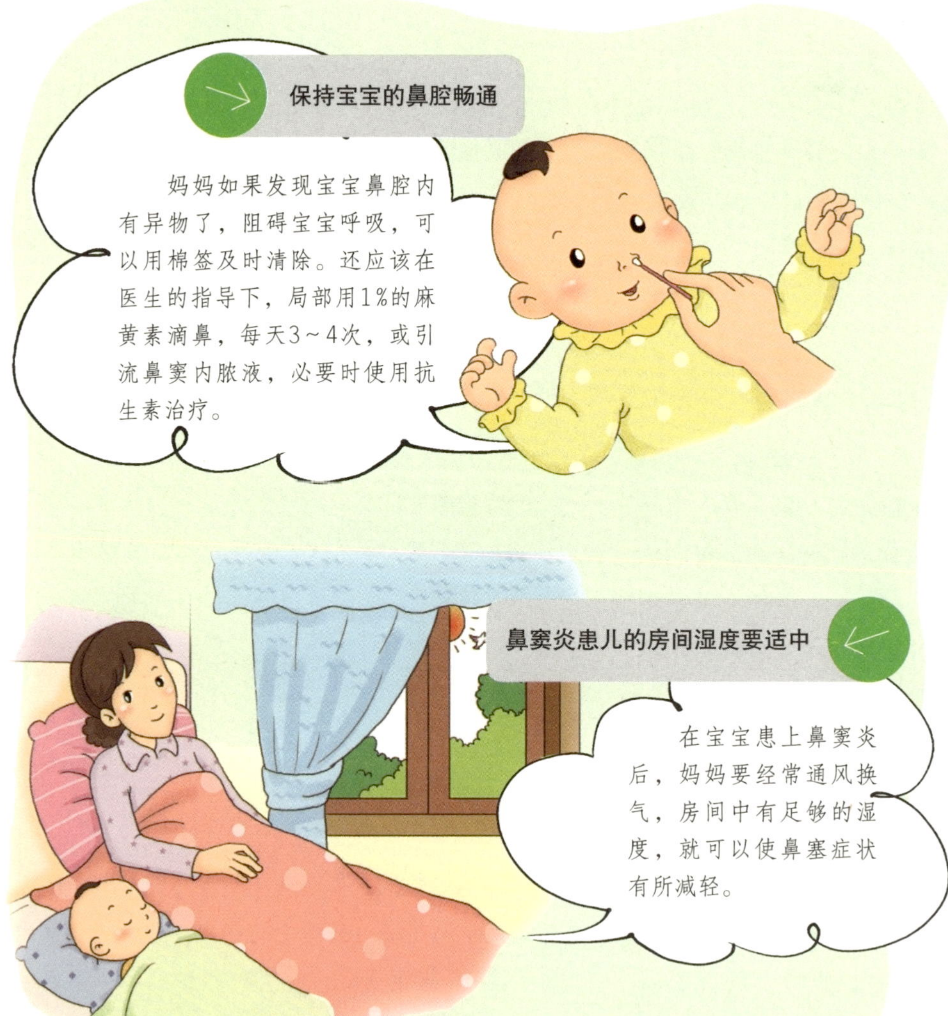

保持宝宝的鼻腔畅通

妈妈如果发现宝宝鼻腔内有异物了，阻碍宝宝呼吸，可以用棉签及时清除。还应该在医生的指导下，局部用1%的麻黄素滴鼻，每天3～4次，或引流鼻窦内脓液，必要时使用抗生素治疗。

鼻窦炎患儿的房间湿度要适中

在宝宝患上鼻窦炎后，妈妈要经常通风换气，房间中有足够的湿度，就可以使鼻塞症状有所减轻。

育儿小百科

鼻窦炎是发生在鼻窦内壁的炎症，在秋冬季节较常见，大多是由感冒所引起的并发症。最常见的病因是细菌感染。另外，鼻腔如果有异物存在，妨碍了鼻窦内分泌物的引流，也会引起鼻窦炎。

宝宝患上鼻窦炎的症状有哪些?

最初的时候宝宝会出现类似感冒的症状，流清鼻涕和咳嗽，并会持续很长时间。有时候是宝宝患感冒一段时间以后，鼻涕增多，而且持续性流脓涕，尤其是黄绿色脓涕，甚至还有点臭味，吸涕时有大量脓性分泌物；并可能伴有低热或者发烧、头痛、鼻腔阻塞等症状，持续10～14天，一直不好转；宝宝还伴有恶性呕吐，不爱进食症状；咳嗽、咽喉疼痛，尤其在睡觉和起床时更加严重；容易疲劳、不好动、生活习惯也有些改变；宝宝脸颊有胀满感或者疼痛；有时候牙齿咬合时也会感到剧烈的疼痛。

如何预防鼻窦炎?

避免呼吸道感染，小儿感冒后要及早治疗。加强身体锻炼，增强机体抗病能力。加强营养，均衡摄入瘦肉、鱼肉、鸡肉、鸡蛋、牛奶、蔬菜、水果、粗粮等食物。

怎样缓解鼻塞状况?

吸入热气能迅速缓解鼻腔堵塞，所以可以在桌子上放一个大碗，往里面倒上开水，让宝宝将脸部对着从碗内升起的热气，宝宝可以吸入一些热气缓解鼻塞。还可以用两食指上下推搓宝宝的鼻翼两侧，也能有效缓解鼻塞症状。

过敏性鼻炎

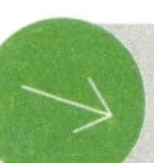

对花粉过敏，要关闭门窗

如果宝宝对花粉过敏，在炎热的天气，家里也应当适当通风后关闭门窗，避免过敏原飘进家中，加重宝宝的病情。

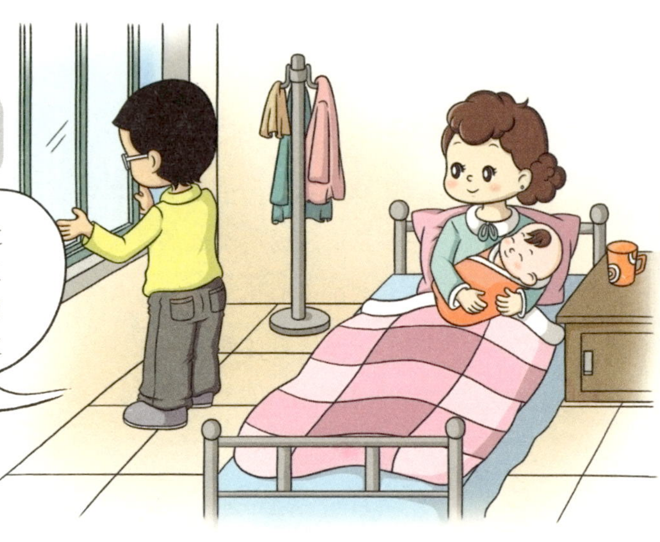

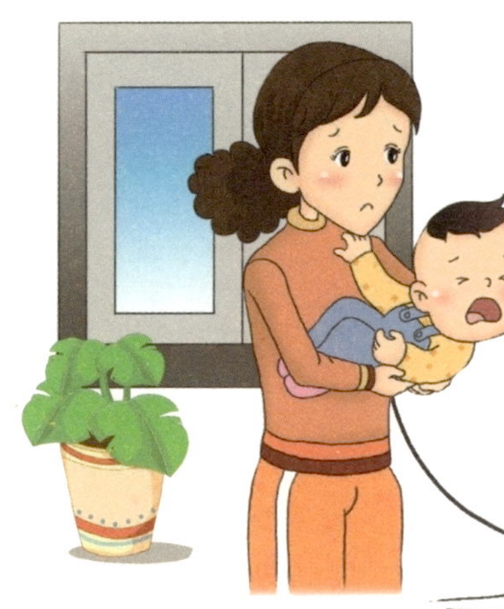

过敏性鼻炎的症状

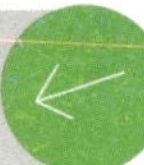

长年发病的患儿会比季节性发病的患儿症状显得轻微一些。发作初期首先是宝宝的眼睛、鼻子和咽喉部位感觉发痒；鼻子堵塞不通，反复流清水样鼻涕，打喷嚏；眼睛发痒后感觉疼痛、发红、流泪；有些宝宝还会出现皮肤干燥的情况。

育儿小百科

过敏性鼻炎是由于过敏造成的鼻黏膜内层炎症，主要是因为宝宝吸入了过敏原而引起的。有时过敏性鼻炎有很强的季节性，也有的全年都可能发作。

宝宝得了过敏性鼻炎怎样护理?

1.当发现宝宝有过敏性鼻炎，应该尽快带宝宝到医院就诊，查清过敏原，按照医生的要求对宝宝进行治疗和护理，避免让宝宝接触过敏原。

2.如果宝宝对动物皮屑过敏，家里就不要再饲养宠物了，动物园也要少去。

3.如果宝宝对尘螨过敏，就要勤晒被褥、勤换衣物，注意保持宝宝周边环境的卫生，打扫的时候最好事先洒水，寝具的填充物最好选择化纤的。

4.如果宝宝对霉菌孢子过敏，要注意保持房间有良好的通风，保证没有霉菌和灰尘。

5. 通过过敏原检测，找出可以引起宝宝过敏性鼻炎的食物，在饮食上就不要让宝宝食用、接触这些食物。让宝宝多喝水，吃清淡有营养的食物，多吃蔬菜和水果，不要吃辛辣、刺激的食物。

怎样预防过敏性鼻炎?

预防宝宝出现过敏性鼻炎，首要的任务是避免宝宝和过敏原接触。平时加强宝宝身体的锻炼和营养，提高身体素质，增强免疫力。

幼儿急疹

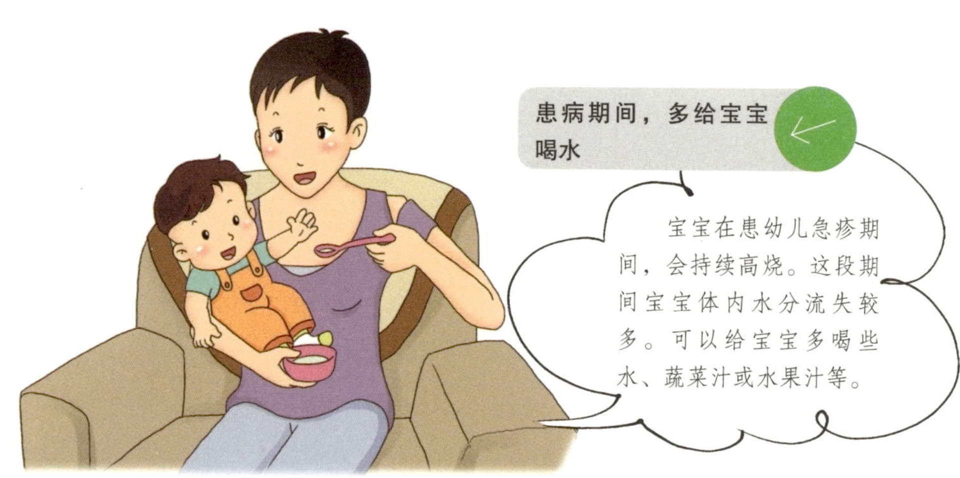

患病期间，多给宝宝喝水

宝宝在患幼儿急疹期间，会持续高烧。这段期间宝宝体内水分流失较多。可以给宝宝多喝些水、蔬菜汁或水果汁等。

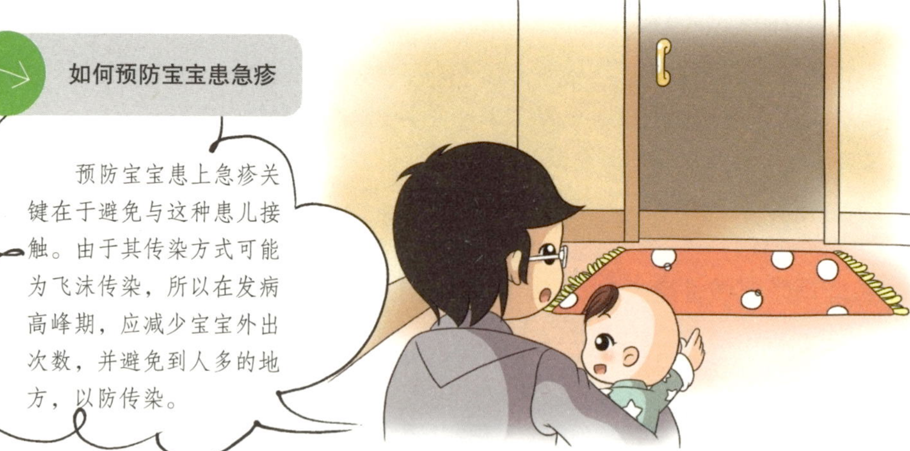

如何预防宝宝患急疹

预防宝宝患上急疹关键在于避免与这种患儿接触。由于其传染方式可能为飞沫传染，所以在发病高峰期，应减少宝宝外出次数，并避免到人多的地方，以防传染。

育儿小百科

幼儿急疹又称婴儿玫瑰疹，是婴幼儿时期一种常见的急性出疹性疾病。四季都会有发病，12个月以内的婴儿发病率最高，一般不需要特殊治疗，并且愈后良好。

幼儿急疹的主要特点是发热3～5天，退热后全身出现皮疹，并在1～2天内很快消退，没有色素沉淀，也不会脱皮。简言之，热退疹出。

幼儿急疹的症状有哪些？

典型的症状是宝宝突然间发高烧，甚至高达39℃～41℃，持续不退，偶尔有轻度感冒症状，上呼吸道炎症状，出现轻微流涕、咳嗽等，其他一切正常。虽然高烧不退，但是宝宝的精神活力一般不受影响。高烧通常持续3～5天，在发烧退去后或在即将退去前，有时身体会出现小颗粒状的红疹，很快扩散到脸部、四肢，疹子不太痒。这时病情已经稳定，再过1～2天疹子自然会消退。

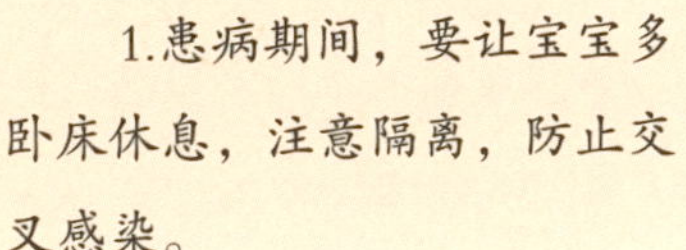

患有幼儿急疹怎样护理？

1.患病期间，要让宝宝多卧床休息，注意隔离，防止交叉感染。

2.出疹期间不要用肥皂水擦洗疹子，要按照医生的要求按时、定量服药。

3.幼儿急疹主要采用对症治疗，高烧时要按医生要求给宝宝服退烧药，以免出现惊厥。

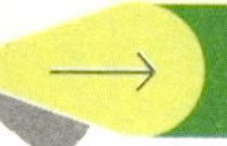

会厌炎

病因

会厌炎是由流感嗜血杆菌引起的一种严重的会厌肿胀，呼吸道阻塞的潜在致命性感染。多发于2～6岁的宝宝 。

症状

会厌炎通常都是突然发病，宝宝会出现吞咽困难，感觉咽喉部位有异物，流口水，体温升高，寒颤，呼吸困难，声音响亮等现象。严重的还会出现咳嗽、呕吐，病情发展快的会出现吸入性呼吸困难，伴有高音调吸气性喘鸣及鼾响，发音含混。在舌头甚至皮肤上会出现青紫色。

护理方法

宝宝一旦出现会厌炎症状，就应立即带宝宝就医。

宝宝发病后，不要试图看他的喉咙，因为会厌部位充血肿大，他会很不舒服，势必哭闹，这样会导致分泌物增加，可能阻塞呼吸道，造成呼吸困难。

对于呼吸困难的宝宝，可以采取让宝宝做半卧姿势来减轻痛苦，经常拍拍宝宝的背部，拍背时用力适度，由下而上拍打3～5次，这样可以帮助宝宝将痰液咳出，避免阻塞呼吸通道。

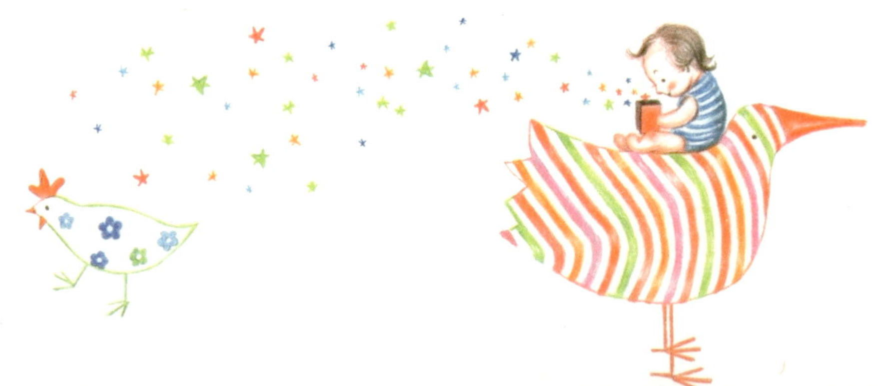

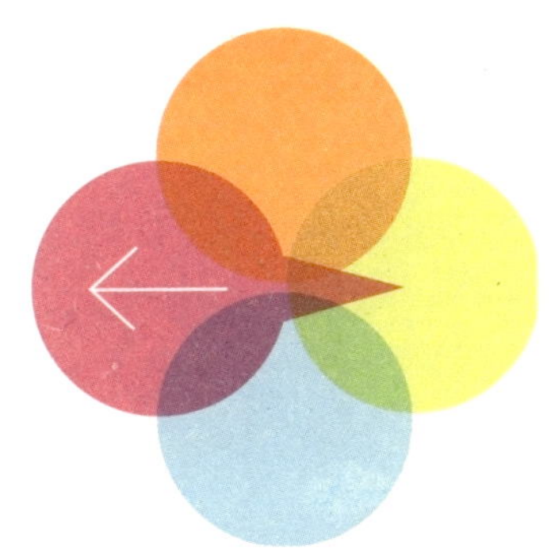

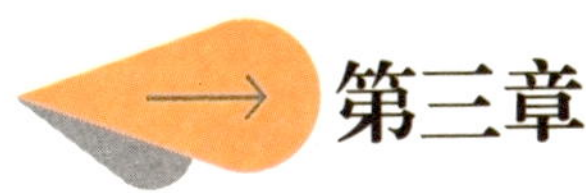

第三章

消化系统疾病

胃肠炎、腹泻、食物过敏、便秘……这些病在成人看来都是小病，但宝宝对疾病的承受能力没有成人强。所以，妈妈一定要调理好宝宝的饮食。

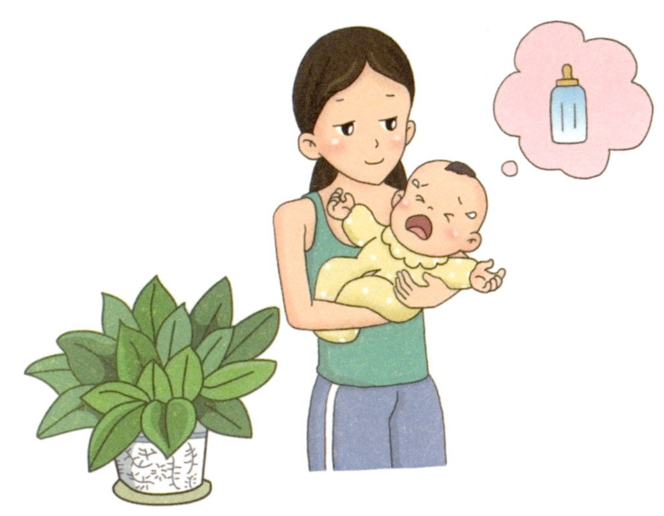

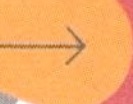

胃肠炎

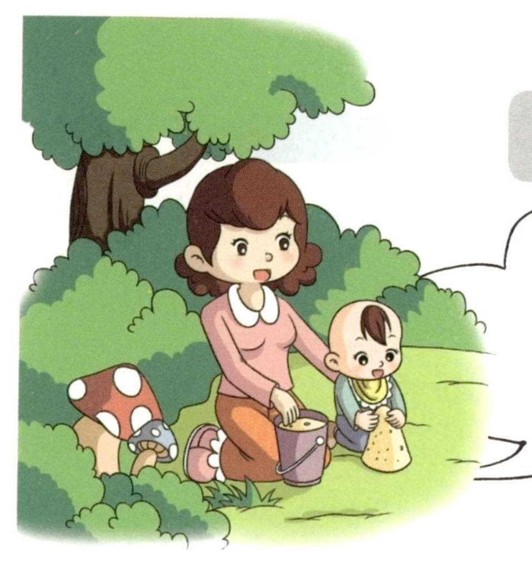

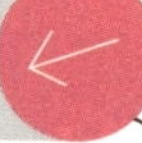

注意选择活动环境

不要让宝宝在室外脏乱差的环境下玩耍，从外边回到家里应该保持衣服整洁，将手、脚、脸部洗干净，避免细菌感染，不给肠胃疾病可乘之机。

小儿胃肠炎的症状

一般会在1～5天内表现出症状，当大便呈蛋花汤状，为黄色或黄绿色，夹杂少量黏液，一天不超过10次，一般为轻度腹泻。如果是大便呈水样，有少量黏液，一天数十次，并伴随恶心、呕吐及食欲低下，则为重度腹泻。

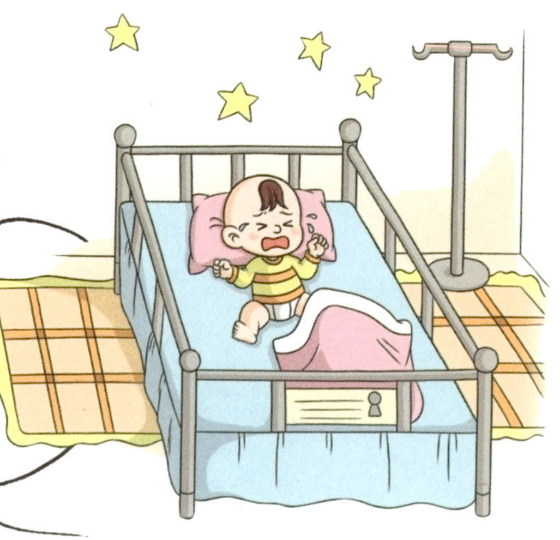

育儿小百科

胃肠炎是指发生在消化道胃肠部的炎症。婴幼儿胃肠道功能比较差，对外界感染的抵抗力低，稍有不适就容易发病。肠道内的感染由细菌和病毒造成，特别是致病性大肠杆菌，是主要的致病菌。其他部位炎症的影响、不合理的饮食以及气候的突然变化，也可能引起胃肠炎。患病期间，宝宝会感到恶心、呕吐及食欲不振。

宝宝得了胃肠炎怎么办？

宝宝由于胃肠炎而呕吐、腹泻，就要立即带宝宝就医，以免宝宝频繁腹泻导致脱水。按照医生要求配合治疗，同时要注意及时给宝宝补液，一般2～3小时就要给宝宝补充一次电解质液，或者补充医生指定的补液剂。补液量根据宝宝的年龄和体重会有所不同，由医生指定。一般来说，补液的第一天最好不给宝宝任何固体食物。对于还在哺乳期的宝宝要先补液后再喂奶。

如何预防胃肠炎？

1.注意平时要加强宝宝身体的锻炼，提高身体素质，增强抗病能力。还要注意气候变化，防止感染。

2.注意宝宝的个人卫生，饭前便后要洗手。

3.保证饮食卫生，加工食物时要清洗干净以后再烹饪。

4.不让宝宝喝生水，不吃被污染的食物。所有餐具要保持干净，严格消毒。此外，还要合理安排宝宝的饮食，不要让宝宝吃得过饱。

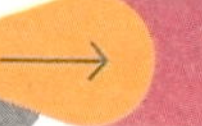

腹泻

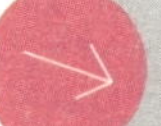

宝宝吃得过多易导致腹泻

在日常生活中，父母要有意识地控制宝宝的饮食量，暴饮暴食有可能引起宝宝腹泻。

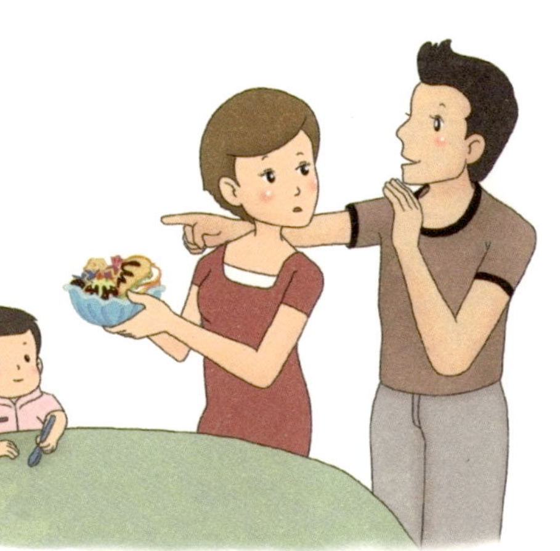

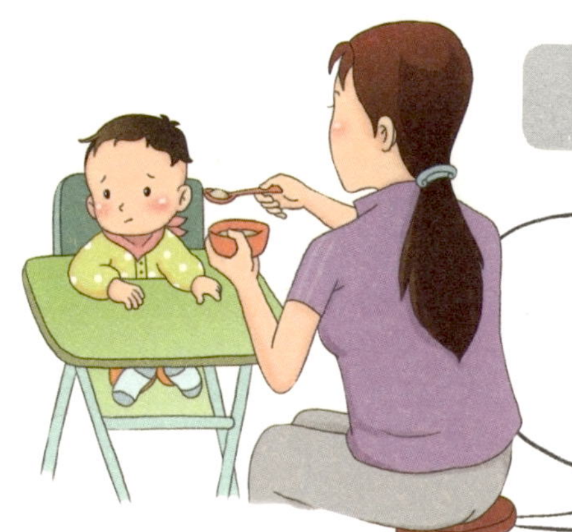

宝宝腹泻的症状

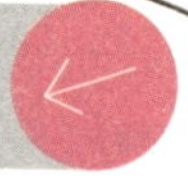

腹泻较严重的宝宝会逐渐出现精神萎靡、烦躁不安、腹痛、食欲下降、皮肤苍白、干燥，眼窝、前囟下凹，哭时泪少，四肢发凉，尿量减少等症状。

育儿小百科

小儿腹泻过去称为小儿肠炎，目前发病率仍较高，严重影响小儿的健康和生长发育。主要表现为腹泻、恶心、呕吐、食少、发热、烦躁、尿少等症，并可伴有不同程度的脱水表现，日久则出现营养不良、贫血和生长发育迟缓。

怎样预防腹泻？

首先是加强体质，在宝宝出生6个月之内尽量用母乳喂养，不要过早添加辅食。平时应注意气候变化，加强对宝宝的护理，热天多给宝宝喂水。

如何护理患腹泻的宝宝？

如果宝宝出现腹泻，首先应考虑除饮食外引起腹泻的其他原因，以便对症下药。如果是由于饮食原因所致，要调整对宝宝的喂养方式，合理哺育。让宝宝吃易于咀嚼和消化的食物。当发现宝宝出现严重腹泻后，要注意防止宝宝脱水，并尽快带宝宝到医院检查。

怎样喂养腹泻的宝宝？

在宝宝的急性腹泻期，可以先停止给宝宝吃不易消化的及脂肪类食物。给宝宝吃的食物最好捣碎，或者做成流质、半流质。不要给宝宝吃油腻、辛辣、刺激的食物。

对于呕吐严重的宝宝，可暂时令其禁食6～8小时之后再喂食。

母乳喂养的宝宝，则应先恢复哺乳喂养；人工喂养的宝宝，可以给宝宝喝些大米汤或小米汤、稀牛奶或低脂奶。

食物过敏

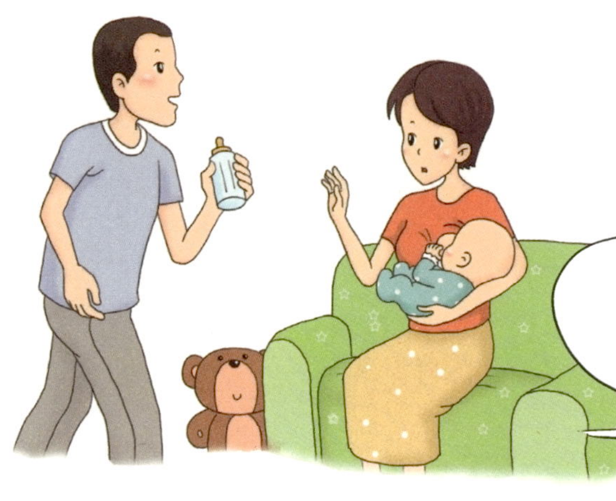

母乳不能和牛奶一起喂

不要将母乳和牛奶一起喂给宝宝喝，这样容易发生食物过敏而引起腹泻。

宝宝出现食物过敏的症状

宝宝出现食物过敏，一般是在食入过敏原后4小时内出现症状。轻度过敏仅仅表现为皮疹，如荨麻疹、眼皮和嘴唇水肿、异位性皮肤炎、口唇周围出现红色小点、感觉痒和异常等；重度过敏则会引起呕吐、腹泻，舌头及咽喉水肿，甚至可能影响呼吸。有些还会出现哮喘、便秘、咳嗽、鼻塞等症状。

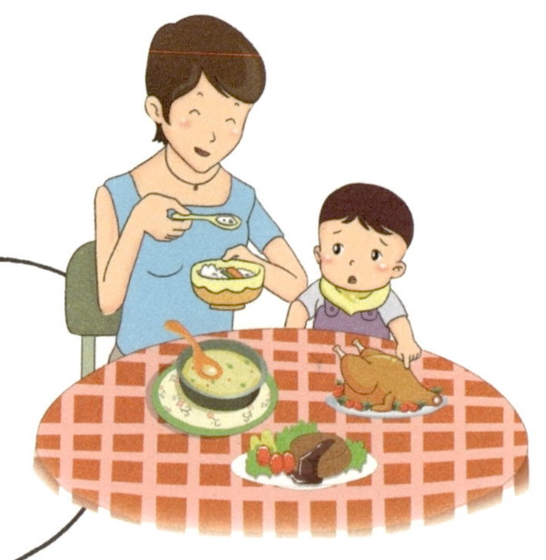

育儿小百科

食物过敏是指某些食物引起的反复规律发作的身体过敏，主要为身体免疫系统对食物中无害的大分子物质（通常为蛋白质）过度敏感，而引发的身体免疫系统产生不正常的反应。

食物过敏主要与宝宝体内某种蛋白质的结构变异缺陷或功能的发育迟缓有关，常引起过敏的食物有牛奶、小麦、蛋类、巧克力、豆类、贝类等。另外，食物添加剂也可能引起过敏反应。

宝宝食物过敏如何护理?

1.当发现宝宝出现食物过敏的症状时，应立即带宝宝就医。

2.要鼓励宝宝配合医生做好检查和治疗，查清过敏原，按照医生要求进行治疗和护理。

3.在查清过敏原后，要避免宝宝再吃引起过敏的食物，并根据医生的建议合理安排宝宝的饮食。如果宝宝对牛奶过敏，可以选择喝含豆奶蛋白的乳制品。

如何预防食物过敏?

宝宝出生以后，尽量采用母乳喂养，母乳喂养可降低过敏的发生率。在给宝宝添加辅食时，要按照由少到多、由细到粗、由稀到稠的渐进原则进行。如果宝宝已经有食物过敏史，应避免让他再接触那种食物。

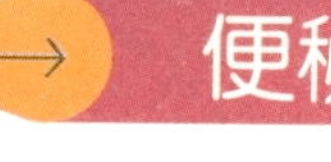

便秘

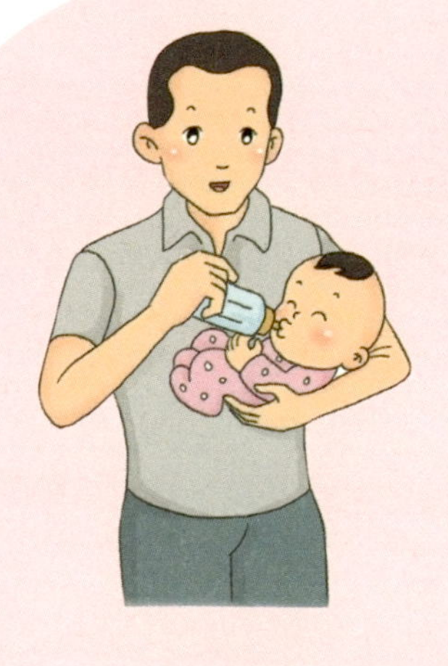

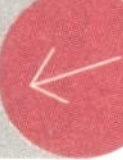

宝宝便秘不要喝过量牛奶

便秘的宝宝每天摄入的牛奶不能超过500毫升，不要让宝宝吃太多富含蛋白质的食物。

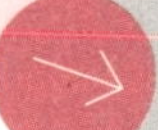

多吃含丰富膳食纤维的食物

出现便秘的宝宝要多吃富含膳食纤维的食物，包括蔬菜、水果、粗粮，多喝一些果汁、菜汁，如橘子汁、菠萝汁、枣汁或白菜汁等。

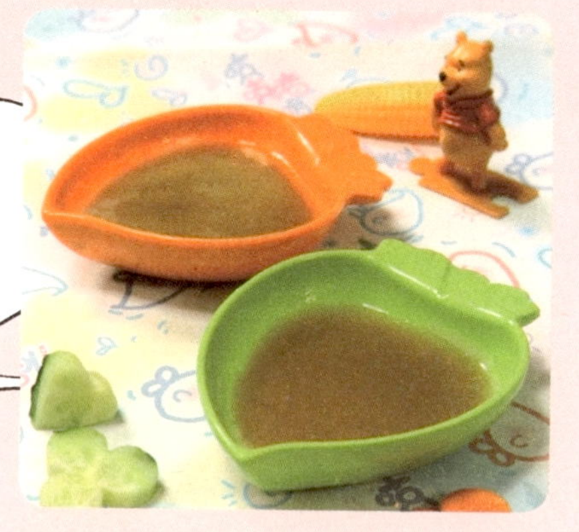

育儿小百科

便秘是指粪便在直肠内停留时间过久，致大便硬结，排便次数减少，逐渐出现排便困难的一种病症。引起宝宝便秘的原因很多，主要由于饮食突然改变，食物中缺乏纤维素，发烧、呕吐引起脱水等。

宝宝便秘怎么办?

1.妈妈可以给宝宝进行按摩，用手指在宝宝的肚脐周围按顺时针方向轻轻推揉按摩。

2.鼓励宝宝多喝水，并在饮食上给宝宝补充膳食纤维，以刺激肠蠕动。

3.便秘严重时，可在医生的指导下给宝宝使用灌肠等通便药剂。

4.如果宝宝长时间没有排大便，并出现剧烈腹痛、发烧、呕吐等情况，应立即带宝宝就医。

怎样预防宝宝便秘?

1.加强宝宝的运动锻炼，保证宝宝身体各个器官的正常运转，训练宝宝养成定时排便的习惯。

2.合理安排宝宝的饮食，进行均衡的营养搭配，食物中鱼、肉、蛋与谷物的比例要适当，多吃蔬菜、水果及玉米粉和米粉等粗粮做成的食物。

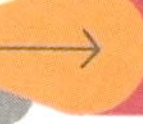

肠梗阻

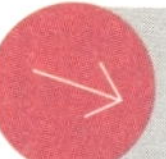

得到医生许可方可进食

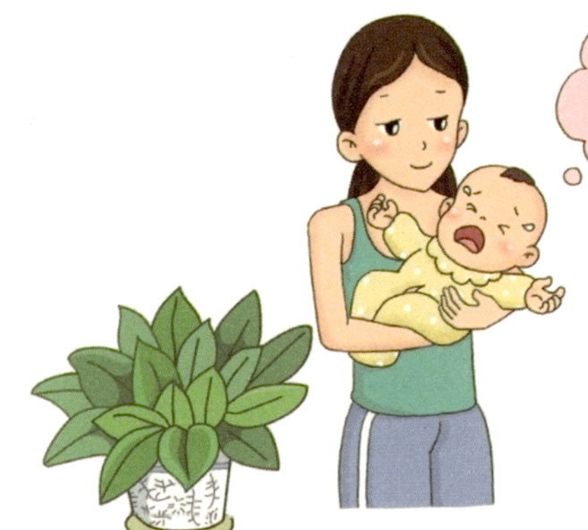

宝宝患上肠梗阻后，要马上禁食，但医生认为宝宝可以进食以后才可进食，并且要少吃或不吃生冷食物。不吃土豆、花生、豆类等食物，以免胃肠受刺激后梗阻复发。

患上肠梗阻的症状

患肠梗阻的宝宝会出现阵发性腹绞痛，每次持续数分钟，间歇性发作，伴有呕吐、腹胀、停止排便或打嗝等症状。高位肠梗阻时，症状为呕吐出现早，次数多，呕吐物量多，为胃肠液及胆汁；低位肠梗阻时，症状为呕吐出现迟，次数少，呕吐物含有粪便，腹胀比较严重。

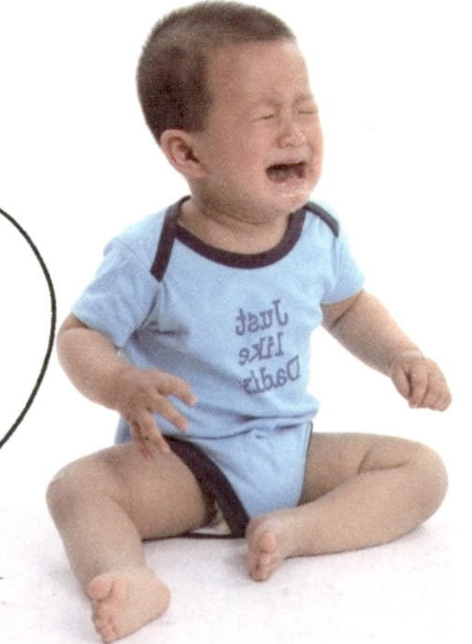

育儿小百科

肠梗阻是小儿常见的外科急腹症之一，是指任何原因引起的肠道通过障碍，任何年龄的宝宝均可发病。肠梗阻主要有腹痛、呕吐和停止排气排便三大症状，腹部X线下可见肠管胀气扩张，出现液平面等征象。

怎样护理患肠梗阻的宝宝？

1.对于机械性肠梗阻，如肠狭窄、肠闭锁、嵌顿疝、肠内异物等，需手术治疗，对于绞窄性肠梗阻，更应及早手术。

2.对于肠粘连引起的肠梗阻，可先予保守治疗，再择机手术。对于动力性肠梗阻，一般采用非手术疗法，积极治疗肺炎、败血症等原发疾病。

3.发生肠梗阻后，应马上予以禁食处理，并采取胃肠减压、抗炎、补液、纠正电解质紊乱等治疗措施。手术后或病情稳定后遵医嘱可予流食或半流食。

4.观察患儿病情变化，如果出现精神萎靡、嗜睡、烦躁、高热、脱水、腹痛加重等表现，则可能为绞窄性肠梗阻，需马上处理。

怎样预防肠梗阻？

生活中，要加强宝宝的运动锻炼，保证宝宝身体各个器官的正常运转；要注意对宝宝的饮食进行合理搭配，多吃蔬菜和水果，多喝水，餐后不能剧烈运动。

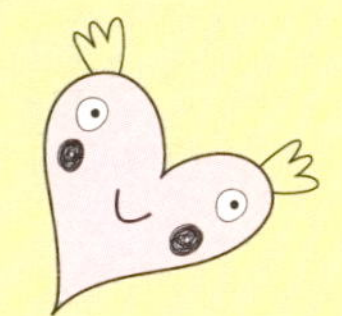

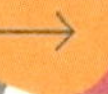

线虫病

患线虫病的宝宝要注意饮食

饮食方面，要给宝宝吃富有营养易于消化的食物，不要吃生冷的食物。可以适当给宝宝增加健脾除湿的食物，如冬瓜等，或者适量补充一些有驱虫作用的食物，如大蒜、油菜、醋、乌梅等。

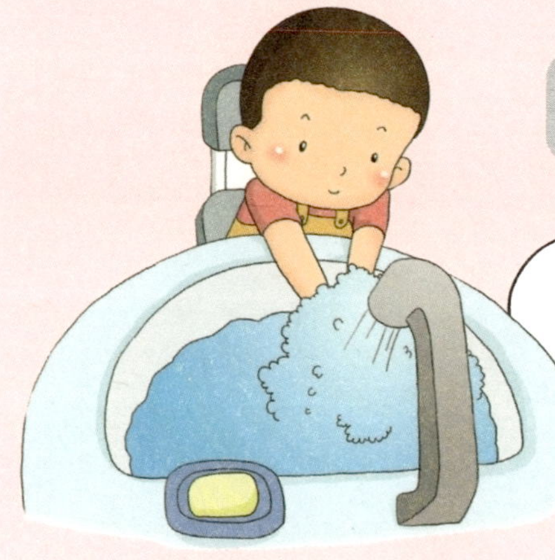

让宝宝在饭前洗手

应让宝宝养成良好的卫生习惯。比如，饭前便后要洗手，这样才能不让线虫病靠近宝宝。

育儿小百科

线虫病主要是指寄生在宝宝体内的以蛔虫、钩虫、鞭虫、蛲虫病等为代表的土源性肠道线虫病。线虫病主要是由于宝宝生吃或半生吃了一些被污染的食物等，以及喝了经过幼虫污染的生水，经过口到达消化道进入人体，病变主要集中于中枢神经系统内。

患线虫病的宝宝有哪些症状?

1.体内有蛔虫的宝宝会出现不明原因的腹痛，食欲减退、恶心、腹泻或便秘，有时会经由大便排出或经口吐出蛔虫。

2.钩虫寄生在宝宝肠道内吸食血液，会造成宝宝贫血、发烧、头晕、脸色及指甲苍白等症状。

3.鞭虫寄生在宝宝的盲肠，以组织液和血液为食，会导致宝宝出现食欲不振、恶心、呕吐等症状。

宝宝患线虫病怎么办?

当发现宝宝患有肠道线虫病后，应及早对宝宝进行驱虫治疗。治疗和护理时要按照医生要求，婴幼儿用药要特别慎重，以免中毒。如果宝宝腹痛，给宝宝喝一勺食醋会有所缓解。如果宝宝出现剧烈呕吐和腹泻，或者腹痛难忍，应该立即带宝宝就医。

胃食道反流

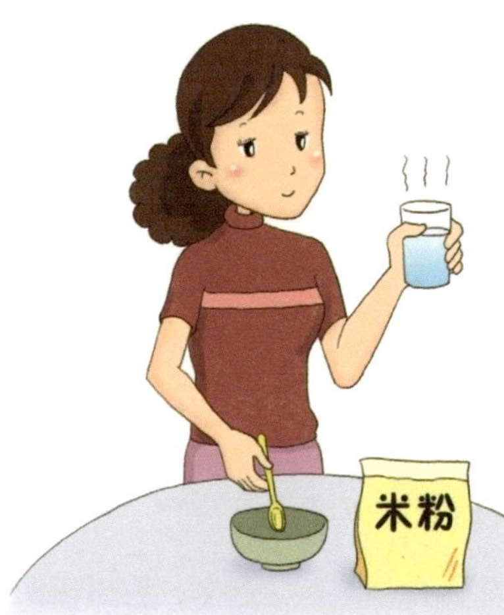

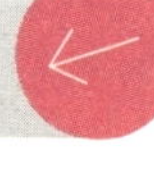

用米粉糊代替母乳

宝宝出现胃食道反流后，在饮食方面，可以给宝宝喂米粉或调成糊状的豆粉，在喂食期间避免让宝宝平躺。

避免食道反流，应注意宝宝睡姿

为了避免宝宝出现胃食道反流，不要让宝宝平躺着睡觉休息，最好采用侧卧位，保持头部高于脚。

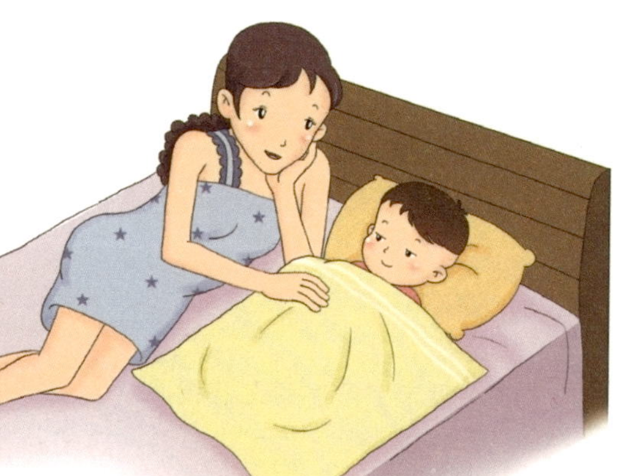

育儿小百科

由于宝宝的胃贲门肌肉无力，食管括约肌功能发育不完善，造成胃内容物流入食管，称为胃食道反流。此病在2岁以下的婴幼儿中很常见，尤其以6个月以内的婴儿居多。

胃食道反流的症状有哪些?

宝宝出现胃食道反流的主要症状就是呕吐，在宝宝出生后第一周就可能出现这个疾病，轻者仅有溢乳或轻度呕吐现象，重者呈喷射性呕吐。如果反流的食物进入肺部，可能引起宝宝咳嗽。由于呕吐的不适和反流物质的刺激，宝宝可能会哭闹不止，烦躁易怒。如果长期反流，宝宝得不到足够的营养，体重增加变得缓慢甚至会有所下降。

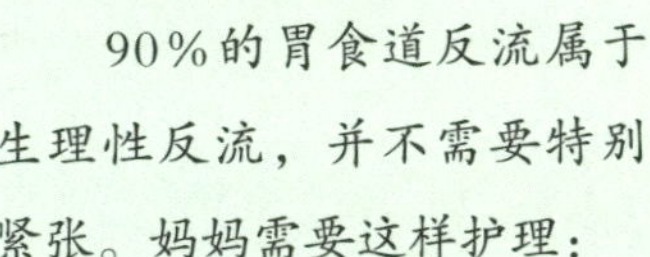

宝宝患胃食道反流怎么办?

90%的胃食道反流属于生理性反流，并不需要特别紧张。妈妈需要这样护理：

1.饮食采取少量多餐的原则。

2.每次喂奶、喂食后应让宝宝保持至少上半身竖立，使宝宝头部抬高，并轻轻拍背10～15分钟，放下宝宝后不要让宝宝平躺，应该采取侧卧姿势。

3.如果宝宝反流严重，应将宝宝放置呈30度倾斜，妈妈俯卧喂。

4.如果宝宝的呕吐物中带血，或者反流严重，哭闹不止，应立即带宝宝就医。

小儿疝气

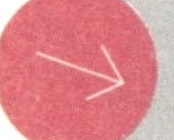

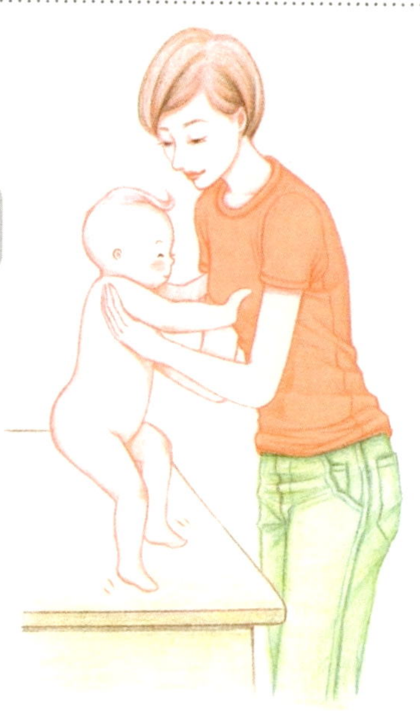

不宜过早学习站立

如果宝宝患了疝气，就不要让宝宝过早学习站立，以免肠管下坠形成腹股沟疝。

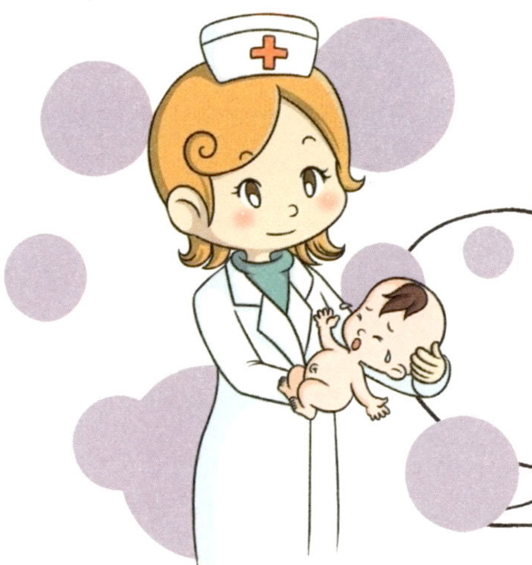

小儿疝气的症状

一般在宝宝出生后不久，在腹股沟出现肿块，通常在宝宝哭闹、剧烈运动、大便干结时更加明显，有时会延伸至阴囊或阴唇部位，在宝宝平躺或用手按压时会自行消失。如果无法回纳，发生嵌顿，就会使宝宝出现腹痛、恶心、呕吐、发烧、厌食或哭闹、烦躁不安等症状。

育儿小百科

小儿疝气也叫“腹外疝”，是指腹内脏器（主要是肠管）通过腹壁潜在的管道或缺损向腹壁外突出。通常，致病原因为小儿腹壁抵抗力低，腹内压增高。一般来说，小儿疝气多发生在2岁以内。有的宝宝在出生后第一次啼哭时就可能出现疝气，有的在出生后几个月发病。

宝宝得了疝气如何护理?

宝宝出现疝气，应该马上带宝宝到医院检查，如果是先天性的，可能需要手术治疗，如果是后天因素引起的，一般根据医生的建议配合治疗和护理就能恢复健康。家长应尽量避免宝宝哭闹、咳嗽、便秘、生气、剧烈运动等，不要让宝宝长时间站立和下蹲，还要注意让其平躺。当宝宝出现肿块坠下时，可用手轻轻将肿块推回腹腔。一旦发生突出物不能复位，应立即带宝宝就医。

如何预防小儿疝气?

平时，要经常注意观察宝宝的腹股沟部或阴囊处是否肿胀，或是否存在时隐时现的肿块，如有疑问及时请教医生。平时可多给宝宝吃些易消化和富含纤维素的食品，以保持大便通畅。如果宝宝出现排便困难，应采取通便措施，尽量不要让宝宝用力解大便。不要让宝宝大声咳嗽，避免宝宝大声啼哭，防止腹压升高。要适当锻炼身体，增强身体素质，增加腹肌的力量。

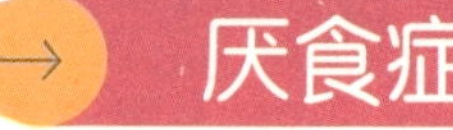

厌食症

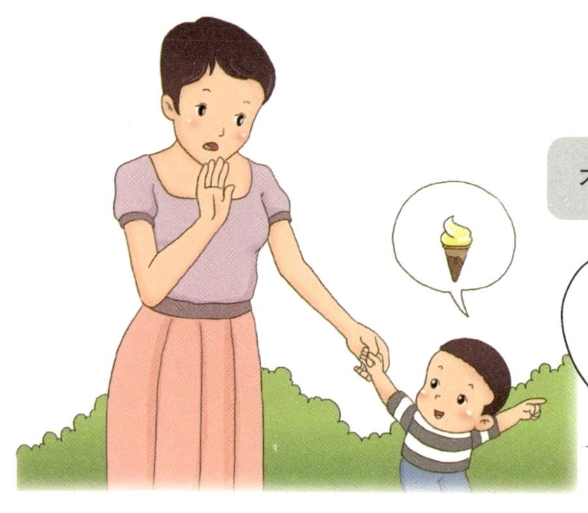

不要给宝宝吃太多冷饮

在夏季，妈妈注意不要让宝宝吃太多冰激凌、冷饮等冰冷的食物。

引起厌食的原因

引起厌食的原因很多：不良饮食习惯，如吃零食太多、偏食、挑食、吃饭不定时、吃饭时看电视等；饮食因素，如常吃高蛋白和高糖食品，夏季贪凉饮冷，长期低盐饮食；缺乏微量元素锌。

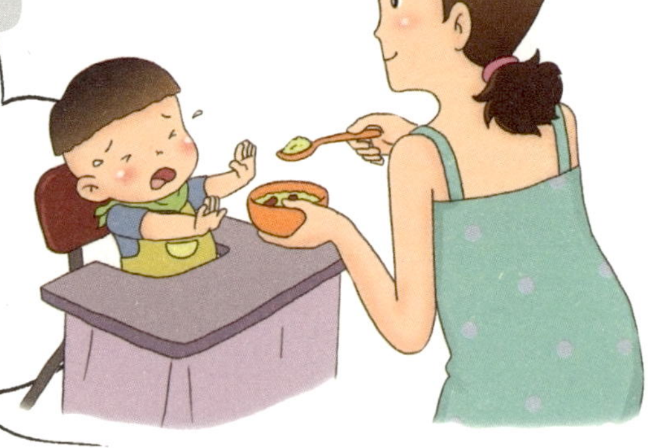

育儿小百科

厌食症是小儿常见症状，以较长时间的食欲减退或消失为主要特征。厌食症多见于1～6岁的儿童，轻者仅表现为精神弱、疲乏无力；重者表现为营养不良和免疫力下降，如面色欠佳、体重下降、皮下脂肪减少、毛发干枯、贫血和容易感染等。小儿厌食有两种因素：一种是因消化道或全身性疾病影响消化功能；另一种是中枢神经系统对消化功能的调节失去平衡。

宝宝得了厌食症怎么办？

首先应明确宝宝厌食的原因，积极治疗原发病，有针对性地治疗。

建立良好的饮食习惯，如平时少吃零食，不要偏食挑食，少吃高糖、高蛋白食品以及吃饭定时等。

补锌治疗，每天可在医生的指导下适量补充锌剂，可选葡萄糖酸锌口服液、铁锌氨基酸合剂、复合蛋白锌等。

中医中药治疗，如中药调理、捏脊、推拿和针灸治疗等。中医称厌食为纳呆，主因脾胃失调，治疗采用运脾、养胃和健脾的法则。捏脊、推拿疗法对宝宝厌食疗效也很好。

怎样预防厌食症？

在喂养宝宝时，膳食营养要搭配合理，如粗粮细粮搭配、荤素搭配及维生素摄入等；纠正偏食挑食、边吃边玩的坏习惯，正餐前不要吃零食，也不要暴饮暴食；平时少吃柿子、栗子、粽子或年糕等难消化的食物；保证宝宝愉快进餐。

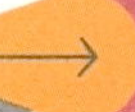

阑尾炎

病因

阑尾是盲肠内侧一个细长盲管，当宝宝受凉、腹泻、胃肠道功能紊乱等，就会造成肠道内细菌侵入阑尾，引起阑尾发炎。而上呼吸道感染、扁桃体炎等使阑尾壁反应性肥厚，血流受阻，也会引起阑尾炎。一般来说，阑尾腔内的粪便、结石、寄生虫等异物，会造成阑尾腔内容物引流不畅，细菌繁殖，同样会引发急性阑尾炎。

症状

宝宝出现阑尾炎后，首先是表现出腹痛，轻轻按压疼痛部位，深呼吸或者移动都会增加疼痛，宝宝甚至会痛得直不起腰来，并伴随有恶心呕吐、发热等症状。

护理方法

当宝宝腹痛，怀疑有急性阑尾炎的可能时，应及早去医院诊治。急性阑尾炎一般需要手术治疗。一般在术后6小时，要让宝宝半坐起来，以利于引流和防止炎性渗出物局限于盆腔。术后24小时，要让宝宝起床活动，以促进肠蠕动恢复，防止肠粘连发生，并注意观察宝宝的伤口有无发炎。

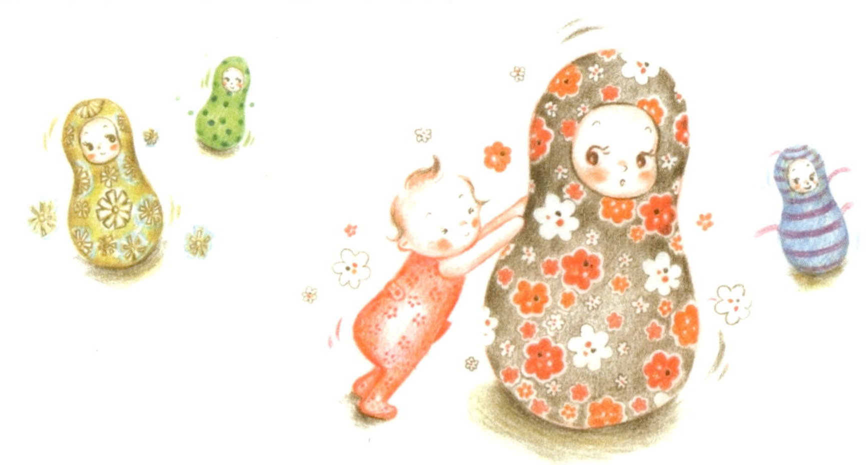

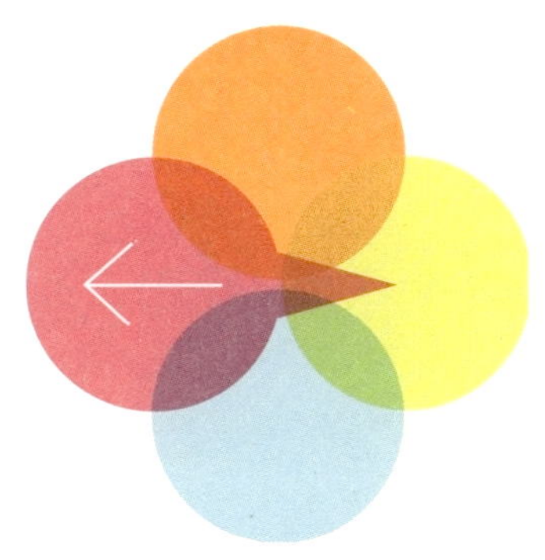

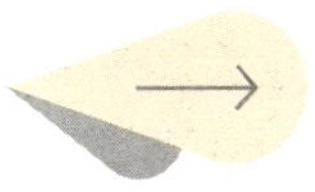

第四章

传染性疾病

在婴幼儿时期，宝宝的抵抗力较弱，很容易感染传染性疾病。提前了解这些常见的传染性疾病，对于预防此类病很有帮助。

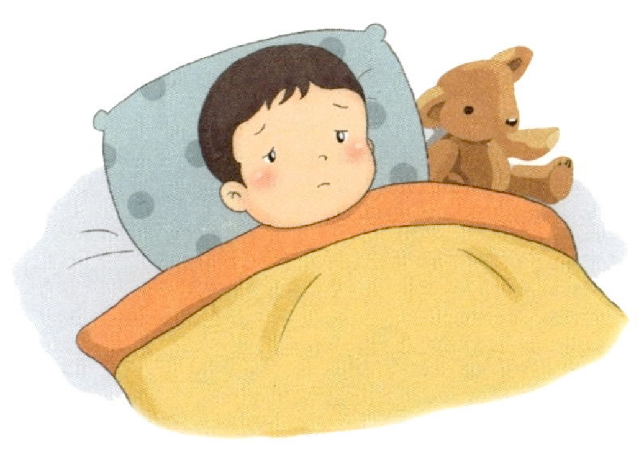

调整患麻疹宝宝的饮食

患麻疹后，妈妈应避免给宝宝吃含有人工添加物的食品和油煎、油炸或是辛辣食物，应多给宝宝吃富含维生素的新鲜蔬果或是服用维生素C与B族维生素。

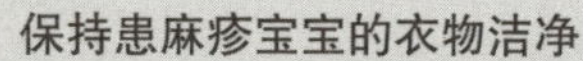

保持患麻疹宝宝的衣物洁净

宝宝患上麻疹时，除了适当地控制宝宝洗澡和外出游玩外，还要保持宝宝房间的整洁和衣物的干净，细心地护理宝宝。

育儿小百科

麻疹是由麻疹病毒引起的急性呼吸道疾病，属于一种急性病毒性传染病。麻疹主要是由麻疹病毒引起的，10～14天的潜伏期过后发病。最初表现为38℃左右的发热，伴有打喷嚏、流涕、咳嗽等类似感冒的症状，眼结膜充血明显，给人眼泪汪汪的感觉。2～3天后，嘴里出现米粒大小的红白色斑点。

怎样预防麻疹？

预防麻疹最好的方法是注射麻疹疫苗。如果宝宝没有患过麻疹或者还没有接种过麻疹疫苗，则要注意与麻疹患儿隔离，避免传染。

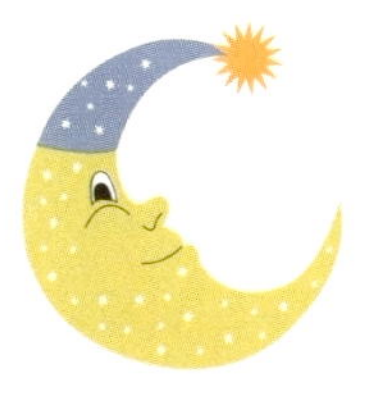

宝宝得了麻疹怎样护理？

发现症状应立即带宝宝到正规医院进行诊治，按照医生的要求进行治疗和护理，注意防止并发症。对于单纯出麻疹，而没有其他并发症的情况，一般危险程度小，只要按照医生嘱咐在家对宝宝进行细致护理就可以顺利恢复。

宝宝在康复过程中，症状会持续，不必过于担心。但是着凉疹子不能彻底出来，就容易发生并发症，或再感染上其他疾病，同时也会把麻疹传染给别人，所以此时不宜带宝宝外出。

当宝宝处于急性发热的时候，可以按医生的吩咐给宝宝吃少量退热药，也可以采用物理方法给宝宝降温，比如，用温水擦浴等。

需要特别注意的是，退烧过程中尽量避免宝宝的体温退得太快、降得太低，这样会使疹子不能完全出来，但也不能因发热使宝宝出汗过多，这可能造成宝宝“虚脱”。

水痘

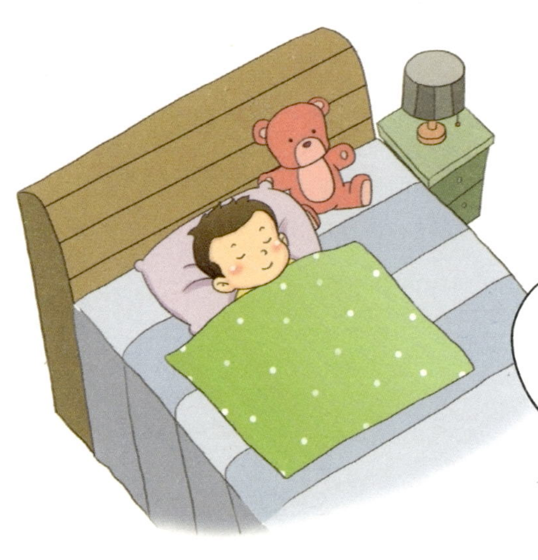

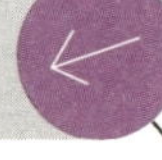

不要给出水痘的宝宝盖太厚的被子

宝宝得了水痘，妈妈不要给宝宝穿太紧的衣服，被子最好也不要太厚，以免太热引起水痘发痒。

宝宝出水痘的症状

水痘发病很急，一般没有前期症状，发病当天或第二天开始出疹。皮疹依次从躯干、头部、面部、四肢出现，由丘疹逐渐变成透明饱满的水痘，后变浑浊，再变为干瘪的水疱。1～2天后，干枯结痂，几天后痂落，不留疤痕。发病至痊愈需1～3周。

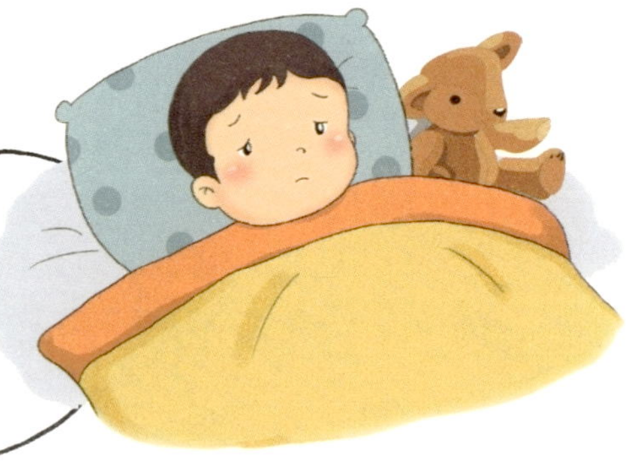

育儿小百科

水痘是一种由水痘-带状疱疹病毒所引起的急性呼吸道传染病。水痘主要通过飞沫或患儿物品进行传播。水痘的传染性很强，多见于冬春两季，很多人都容易被感染，幼儿集中的地方更容易传染。一般来说，6个月以内的婴儿由于从母体中获得了抗体，发病的情况较少。

怎样做能让宝宝远离水痘？

及时注射水痘疫苗。在水痘发病的高峰期，应尽量避免带宝宝到公共场所去。掌握有关水痘的知识，不要将前期症状误认为是感冒，做到及时发现，及时治疗。

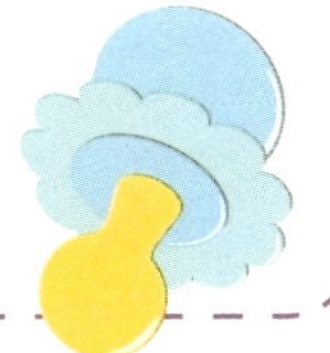

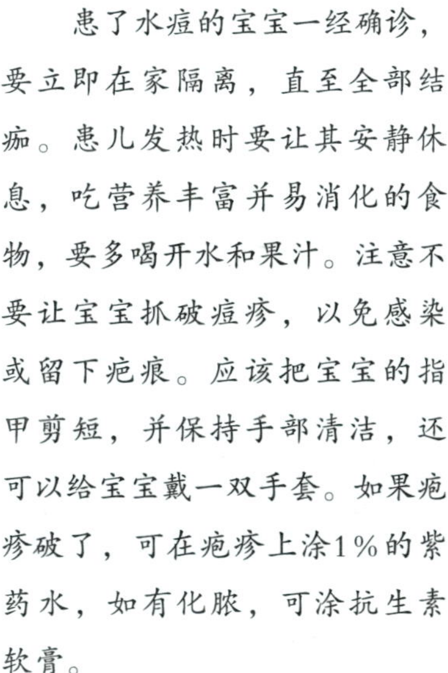

宝宝得了水痘怎样护理？

患了水痘的宝宝一经确诊，要立即在家隔离，直至全部结痂。患儿发热时要让其安静休息，吃营养丰富并易消化的食物，要多喝开水和果汁。注意不要让宝宝抓破痘疹，以免感染或留下疤痕。应该把宝宝的指甲剪短，并保持手部清洁，还可以给宝宝戴一双手套。如果疱疹破了，可在疱疹上涂1%的紫药水，如有化脓，可涂抗生素软膏。

此外，还要注意让宝宝多喝开水及果汁、绿豆汤，或在医生的指导下喝点金银花露（一种降火的药，药店有售）等，忌油腻、辛辣等刺激性食物和香菜、海产品等容易诱发疾病的食物。

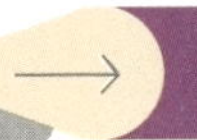

腮腺炎

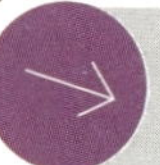

宝宝出现腮腺炎，注意调整饮食

宝宝在出现腮腺炎后，注意不要给其吃酸性食物如鱼类、肉类、糖类等，以减少对唾液腺的刺激，减缓疼痛。

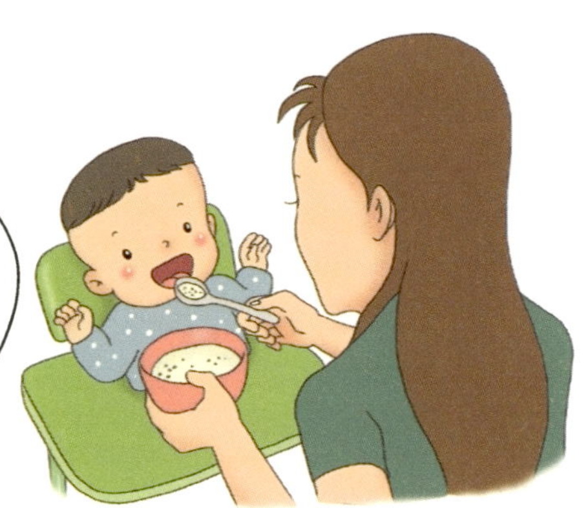

减少外出，预防腮腺炎

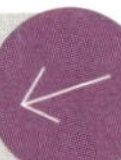

爸爸妈妈要注意哦，在腮腺炎高发的季节，减少外出，尽量不要带宝宝去人多的地方，避免传染。

育儿小百科

腮腺炎是由腮腺炎病毒侵犯腮腺而引起的急性呼吸道传染病，患儿是传染源，飞沫是主要的传播途径。5～15岁的儿童最易感染该病，多见于冬、春两季。宝宝得病后一般先发热，接着一侧或两侧腮腺肿胀，有的可侵犯其他器官。严重时，会引发脑膜炎及心肌炎。腮腺炎减毒活疫苗的应用可以控制腮腺炎流行。

患上腮腺炎会有哪些症状？

腮腺炎主要表现为一侧或两侧耳垂下肿大，以耳垂为中心，向前、后、下方发展，状如梨形，边缘不清；局部皮肤发亮但不发红，触摸时感觉坚韧有弹性，表面发热，有轻微触痛感；说话、咀嚼（尤其进酸性饮食）时会刺激唾液分泌，导致疼痛加剧。

宝宝得了腮腺炎如何护理？

发现病状后，要将宝宝隔离起来，直至腮腺肿胀完全消退。应让宝宝卧床休息，减少体力消耗，多喝温开水；喂宝宝易消化的流食或半流食，如米粥、烂面片等，忌辛辣油腻之物；保持宝宝的口腔清洁，多用淡盐水为其漱口；发热体温≥38.5℃，应予以物理方法或药物退热；腮肿局部可用凉毛巾冷敷，以减轻疼痛。

川崎病

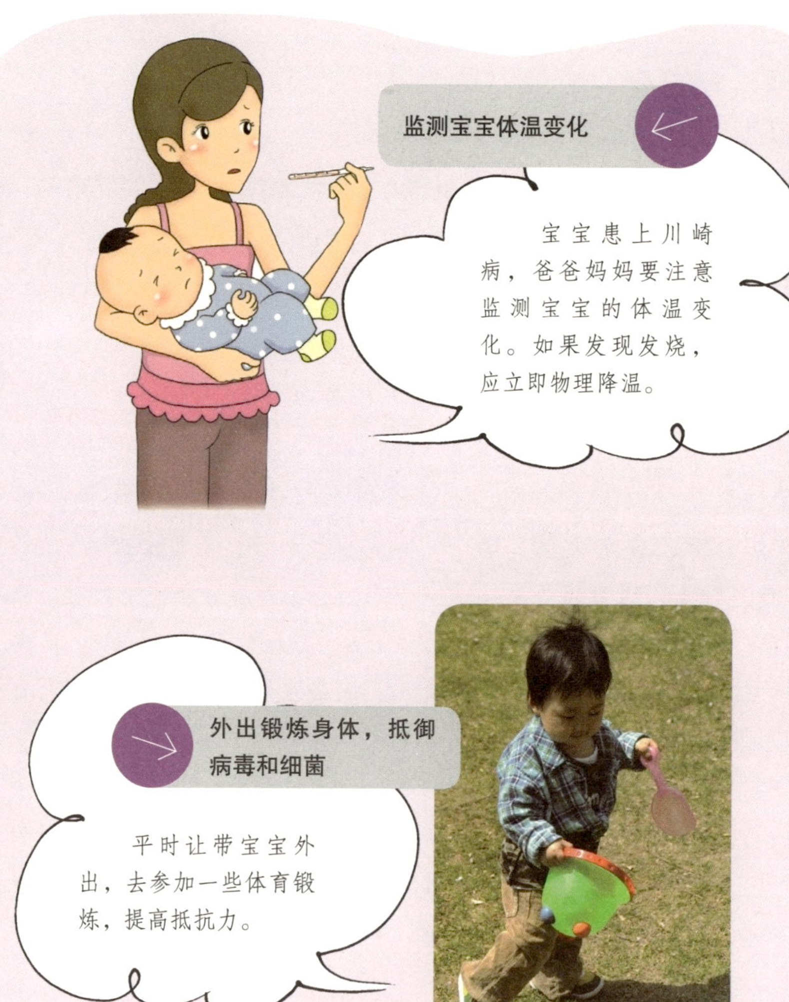

监测宝宝体温变化
宝宝患上川崎病，爸爸妈妈要注意监测宝宝的体温变化。如果发现发烧，应立即物理降温。
外出锻炼身体，抵御病毒和细菌
平时让带宝宝外出，去参加一些体育锻炼，提高抵抗力。

育儿小百科

川崎病是一种血管炎综合征，也叫作皮肤黏膜淋巴结综合征，是多发于5岁以下婴幼儿身上的急性发热性疾病。其主要症状有：

1.宝宝往往发热超过5天，多在39℃以上，抗感染治疗无效。

2.双眼结膜充血。

3.口唇红裂，口腔黏膜发红，舌体发红起刺，状似杨梅。

4.手足硬肿，掌心、足心充血。

5.躯干、四肢可有红色皮疹。

6.颈部可摸到一个或数个“疙瘩”（肿大的淋巴结）。

病变主要累及给心脏本身供血的冠状动脉，还有全身其他重要器官。目前此病的病因不明，推测与病毒、细菌、支原体感染有关，但未得到证实。

如果宝宝患川崎病怎么办?

急性期应卧床休息，多饮温开水，同时，注意监测体温变化，最好每4小时测量一次并记录下来。如果体温高于38.5℃，要给宝宝进行物理降温，如采取头部冷敷、温水擦浴等，如果效果不明显，可以对宝宝使用药物降温，以防高热引起惊厥；保持室内安静，空气新鲜，多通风；如果宝宝出汗多，应该常给宝宝更换内衣裤，保持皮肤干燥，以免受凉。对于脱皮的情况，应该用干净的剪刀把皮屑减掉，不能强行撕扯，以免出血造成感染；饮食方面，急性期给予富含维生素、易消化的流食或半流食。

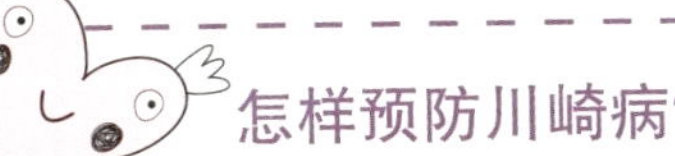

怎样预防川崎病?

目前，引起川崎病的原因还不是很清楚，还没有预防其发病的良好措施。但由于大多数患儿在发病之前患过上呼吸道感染，因此，在夏秋之交时，应尽可能避免宝宝上呼吸道感染。

肠病毒感染

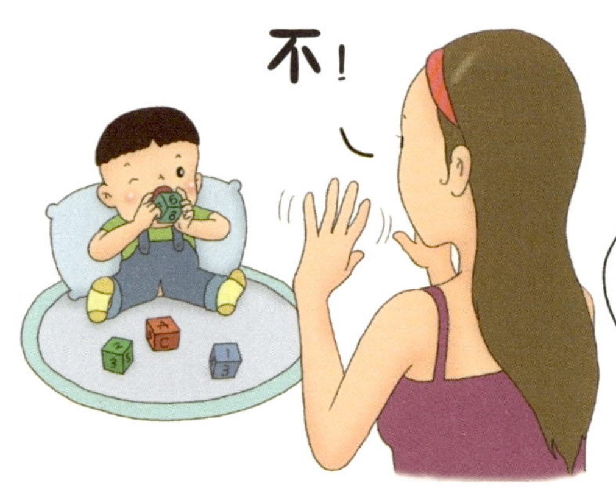

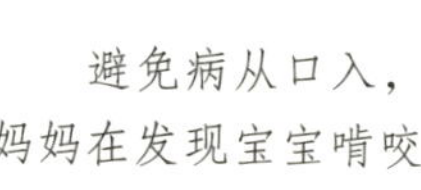

不要让宝宝啃咬玩具

避免病从口入，妈妈在发现宝宝啃咬玩具时应立即禁止。

出现肠病毒感染的症状

大多数宝宝感染肠病毒后没有明显的症状，只有一部分宝宝会出现轻度发热或类似感冒的症状。还有一些宝宝会有发热、呕吐，手、脚和口腔内出现水疱的现象。

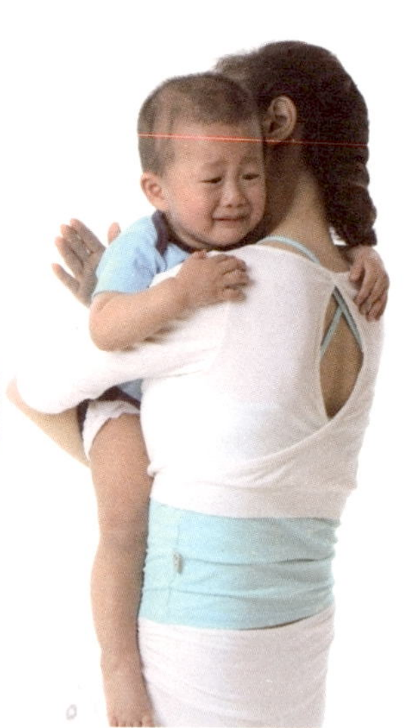

育儿小百科

肠病毒是由六七十个不同类型而性质相似的微小核糖核酸病毒所组成的一类病毒的总称。其中比较常见的是脊髓灰质炎病毒，以及引起手足口病的柯萨奇病毒。

出现肠病毒感染怎么办?

对于肠病毒感染，目前没有特效药物治疗，经过确诊后，一般不需要住院，经过对症治疗和护理就可以痊愈。如果宝宝体温较高，可以适当降低室温，或者采用温水擦身等物理方法降温。如果宝宝体温过高，应该带宝宝到医院就诊。一旦出现高热不退、嗜睡不安、严重呕吐、意识不清或抽搐、严重咳嗽、呼吸急促等情况，需要更加注意。如果宝宝出现不吃不喝、尿少色深、哭时没有眼泪、口腔黏膜干燥等脱水的现象，应该进行补液治疗。

怎样预防肠病毒感染?

肠病毒中只有脊髓灰质炎病毒可以通过疫苗加以预防，其他肠病毒感染的预防主要依靠加强个人卫生，避免感染。要给宝宝勤洗手，不与别人共用毛巾、牙刷、手帕和餐具等，避免病从口入。宝宝的被褥和衣服要保持清洁和干燥，经常在阳光下晾晒。对于较小的婴幼儿，尽量以母乳喂养，保证宝宝充足的睡眠，多让宝宝喝水，经常参加室外活动，提高宝宝的抵抗力。

手足口病

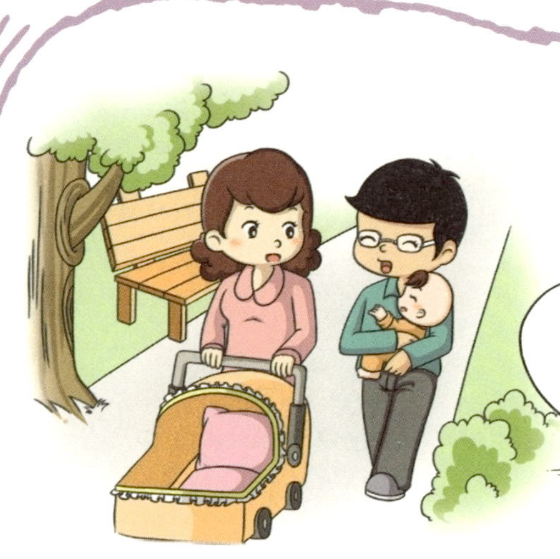

不带宝宝去人多的地方

在手足口病高发期，爸爸妈妈尽量少带宝宝去公共场所或者人多的地方，以防感染。

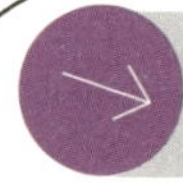

患上手足口病后要调整饮食

宝宝患上手足口病后，要禁食冰冷或辛辣有刺激的食物，不要给予咸食，以免引起疼痛而拒食。饮食要易消化，吃一些清淡、质软、温性的饭菜，多喝温开水。

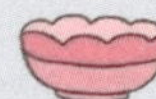

育儿小百科

手足口病是一种由病毒感染引起的急性传染病，多见于4岁以下的小儿，夏季发病居多。主要表现为口腔炎和手足皮疹。潜伏期为4～7天，先有低热、流口水、食欲下降等表现，随后在舌、颊黏膜、硬腭或齿龈等部位出现小米粒大小的小水疱，水疱马上破裂形成溃疡。手足皮疹可同时或先后出现，手脚居多，掌背也有，也可见于臂、腿。皮疹呈斑丘疹，后转为疱疹，数目少的几个，多则几十个，皮疹消退后无斑痕或色素沉着。本病病程较短，一般在1周内痊愈。

宝宝患手足口病，妈妈如何护理？

确诊宝宝患手足口病后，应立即采取隔离措施，至皮疹完全消退；对日常用品，如玩具、餐具等严格消毒，患儿粪便及排泄物用3%漂白粉液浸泡，衣物暴晒；注意口腔卫生，进食后用淡盐水漱口；口腔溃疡者可征求医生意见后外用金因肽，促进溃疡愈合；保持皮肤清洁，可外用炉呋洗剂止痒。

如何预防手足口病？

1.平时养成良好的饮食卫生习惯。

2.水杯、毛巾、餐具等物品要给宝宝单独准备一份，做到专人专用。

3.在流行季节，幼儿园或小学等要注意防范本病，妈妈也应减少带宝宝去人多的公共场所。

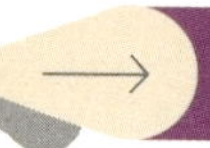

伤寒热

病因

伤寒热也叫肠伤寒、伤寒病，是由伤寒杆菌引起的急性全身性传染病，病菌主要来源于患儿及病菌携带者的大小便，经水及食物传播。

症状

宝宝感染了伤寒杆菌后，伤寒杆菌进入血液以后就会引起发烧、困倦、头痛、全身不适及恶心、呕吐、腹泻等症状，这段时间称为菌血症期，主要病变部位在肠道。一周以后，小肠壁的淋巴结出现肿胀。第二、三周时，在肿胀的基础上，局部坏死、结痂，结痂脱落形成溃疡，溃疡达到一定深度、大小，就可能引起出血和穿孔。

护理方法

一旦发现宝宝有伤寒热的症状，应立即带宝宝就医，并配合医生做好诊断和治疗。同时注意观察宝宝的体温、脉搏、血压，腹部症状及大便情况，防止并发病症出现。

在护理宝宝的时候，要注意对宝宝的日常用品进行消毒，注意宝宝的个人卫生，让宝宝在饭前便后洗手；注意饮食卫生，所有食物都要清洗干净以后再烹饪；不让宝宝喝生水，不吃不洁净的食物；给宝宝准备单独的餐具和盥洗用品，用后要严格消毒，避免交叉感染和重复感染。

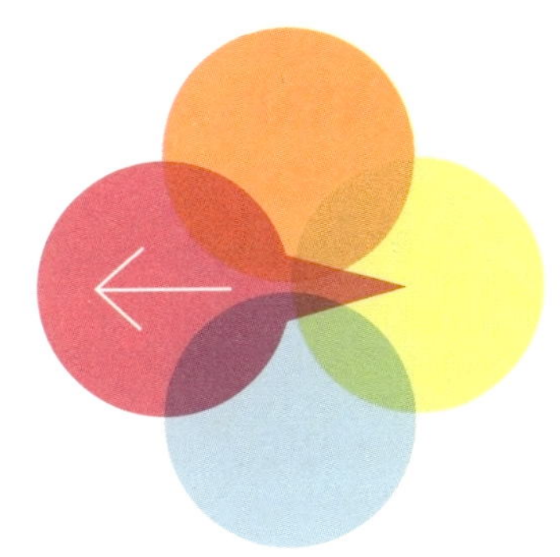

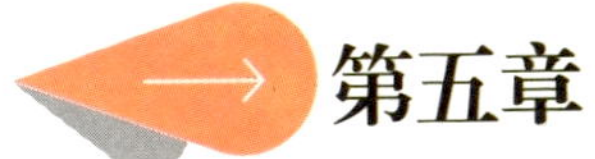

第五章

五官、口腔疾病

很多人对于五官的健康状况都没有做到足够的注意。然而，一旦五官之中的任何一处出现问题，就会给我们带来很大的不便。对于宝宝来说，由于自身抵抗力不强，妈妈对他们的五官要进行更妥善的护理。

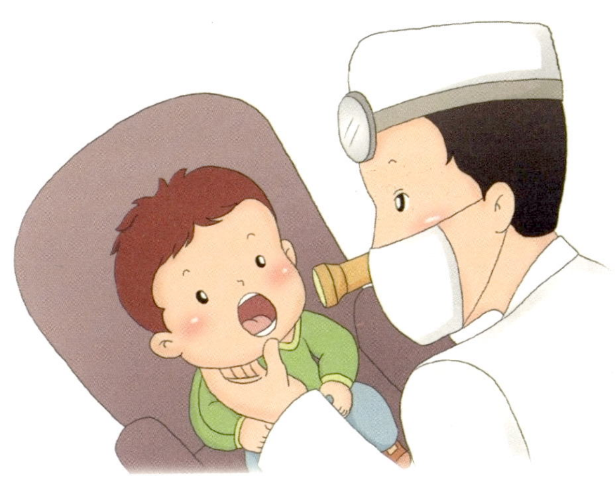

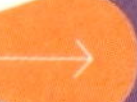

中耳炎

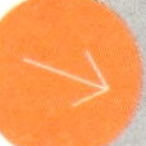

不要强行让宝宝擤鼻涕

如果宝宝的鼻塞特别严重，最好不要让宝宝强行擤鼻涕，以防鼻涕和细菌经耳咽管进入中耳，引发急性中耳炎。

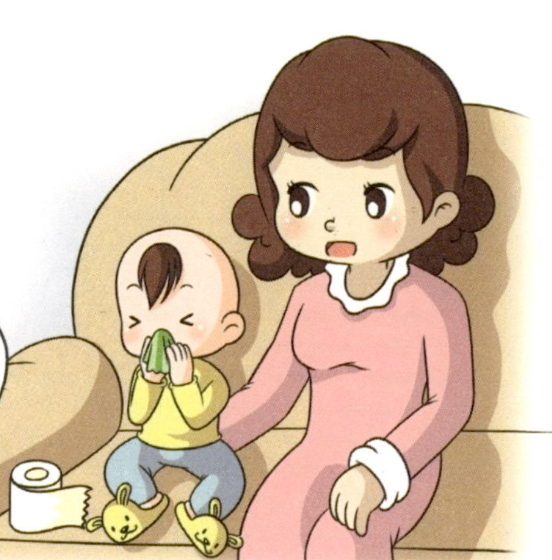

中耳炎的症状

中耳炎最开始的症状是发烧、耳痛和耳朵不舒服。宝宝在吸吮、吞咽及咳嗽时耳痛会加剧；有时候伴随部分听力丧失。一些年龄太小的宝宝不会表述，可能表现出躁动不安或去拉扯受感染的耳朵，有的会哭闹不止，也有可能出现恶心和呕吐的情况。

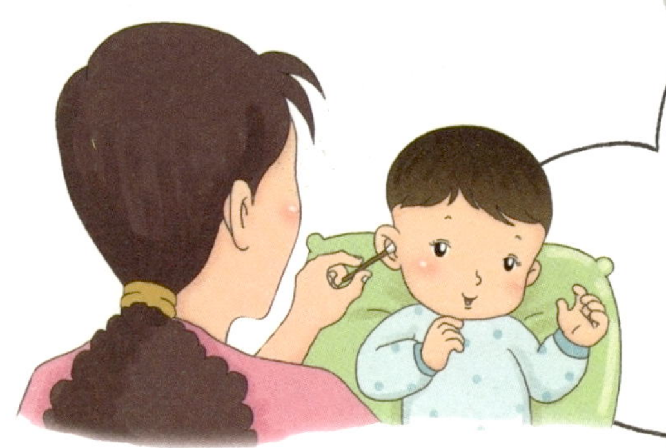

育儿小百科

中耳炎是中耳腔急性或慢性的发炎，是4岁以下婴幼儿最常见的问题之一。婴幼儿连接中耳到鼻咽部的耳咽管较短且较平，使得细菌很容易就从喉部进入耳朵，引起继发性细菌感染。当耳咽管因某些因素造成功能不好而导致阻塞感染的液体积在中耳腔，就会引起中耳发炎而造成耳痛，中耳积水会变得更多，甚至引起鼓膜破裂。

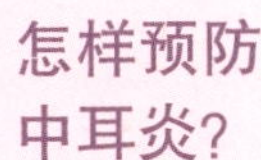

宝宝得了中耳炎应该怎样护理？

妈妈如果怀疑宝宝患有中耳炎，应该在24小时以内带宝宝到医院就诊，根据医生指导配合治疗。在给宝宝耳朵用药前，先清洗外耳道及中耳腔内脓液。可用3%双氧水或硼酸水清洗，然后用棉花棒擦净或用吸引器吸出脓液，再用药。往宝宝耳朵里滴药的时候，可以让宝宝斜靠着，患耳朝上。将耳郭向后上方轻轻牵拉，由外耳道内滴入药液。然后用手指轻按压耳屏几次，促使药液经鼓膜穿孔流入中耳。给宝宝用的滴耳药液要尽可能与体温接近，必要时可以隔水加热一下，以免药液过凉引起宝宝眩晕。

怎样预防中耳炎？

要注意加强宝宝的身体锻炼，增强对疾病的抵抗力；在天气变化的时候要积极预防感冒，避免病菌感染；平时要注意宝宝的口腔卫生；生活中要努力为宝宝创造一个无烟环境；对于还在哺乳期的宝宝，要让宝宝坐起来吃奶，或用倾斜体位吃奶。

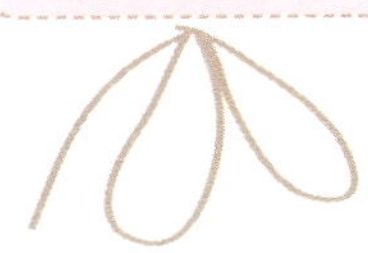

外耳炎

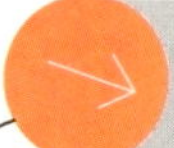

不要让发病的宝宝抓耳朵

在刚发病的时候，宝宝的耳朵会痒，妈妈要时刻注意宝宝，不要让他抓挠。

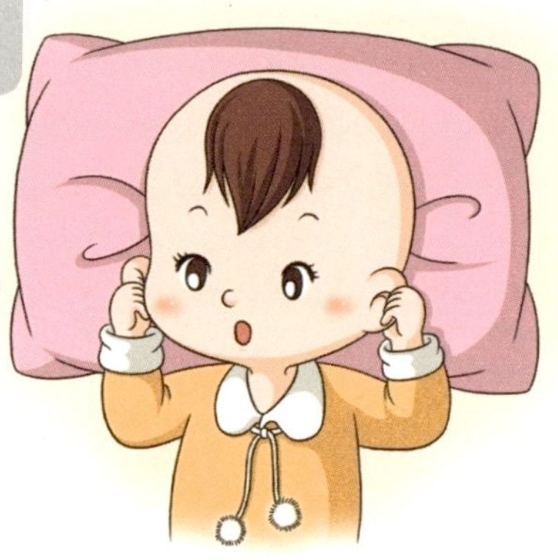

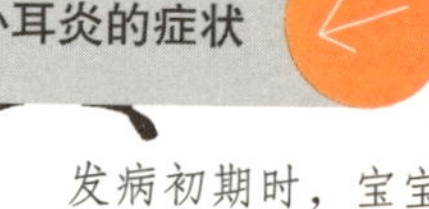

外耳炎的症状

发病初期时，宝宝会觉得外耳道发痒，当接触或移动耳部的外侧带内部分，宝宝就会出现触痛感。宝宝的外耳道有排泄物，有稠厚、白色或黄色的渗出液。有时候还可以看见渗出性、脱皮性的水疱。如果耳垢或排泄物阻塞耳道，宝宝则会出现部分听力丧失。

育儿小百科

外耳炎就是出现在宝宝外耳道的炎症。引起外耳炎的原因很多，有可能是细菌感染，也有可能是其他皮肤病，如异位性皮肤炎或者脂漏性皮肤炎等。

宝宝得了外耳炎应该怎样护理？

当发现宝宝出现耳痛、外耳道有排泄物，或者宝宝告诉大人或感觉自己听力下降，应该在24小时以内带宝宝就医。去医院之前，不需清洗外耳的排泄物，因为医生可能需要取样化验。

在给患病宝宝护理时，不要用水清洗患耳，必要时可以使用植物油，清洁后迅速擦干；可以在外耳放置一团蓬松的药棉，并随时更换；可以用热水袋或者热毛巾敷在宝宝的耳后，帮助宝宝缓解不适。如果医生需要给宝宝的耳朵检查或者滴药，要积极配合，让宝宝侧躺下来，患耳朝上，帮助固定宝宝的头部，不要左右摇动，滴药以后还要固定1～2分钟。

此外，在炎症没有完全治愈以前，千万不要弄湿宝宝的耳朵。不要让宝宝游泳，沐浴的时候也要戴上浴帽，还要特别小心，最好是让宝宝站在浴缸里，用海绵帮他擦洗。睡觉的时候，要注意不要让患耳受到压迫。

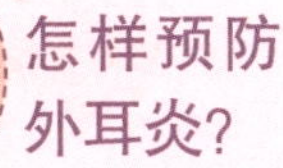

怎样预防外耳炎？

1.平时要注意保持宝宝外耳道的干燥和清洁卫生。在给宝宝洗头、洗澡时，注意不要让水进入宝宝的外耳道。

2.如果宝宝的耳朵里进了异物，而且不好取出的话要尽快带宝宝到医院请医生帮助取出。妈妈最好不要随便掏挖宝宝的耳朵，在擦去污秽时，动作要轻柔，不要反复用力擦。

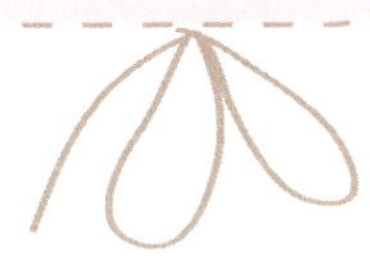

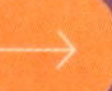

结膜炎

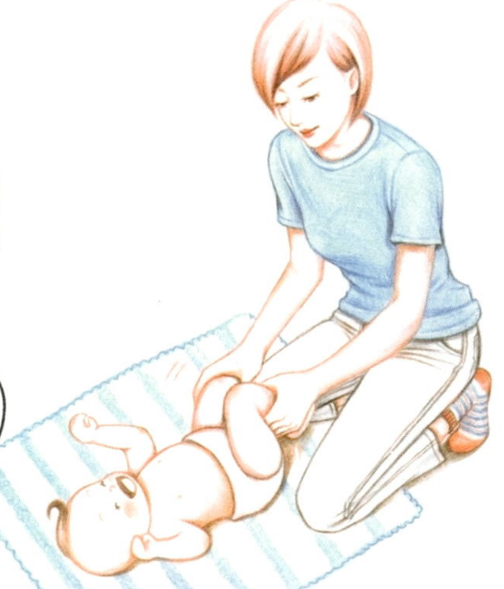

接触宝宝眼睛前要清洗双手

要注意的是：爸爸妈妈在接触宝宝眼睛之前，一定要先清洗干净双手，以免手上的细菌入侵宝宝。

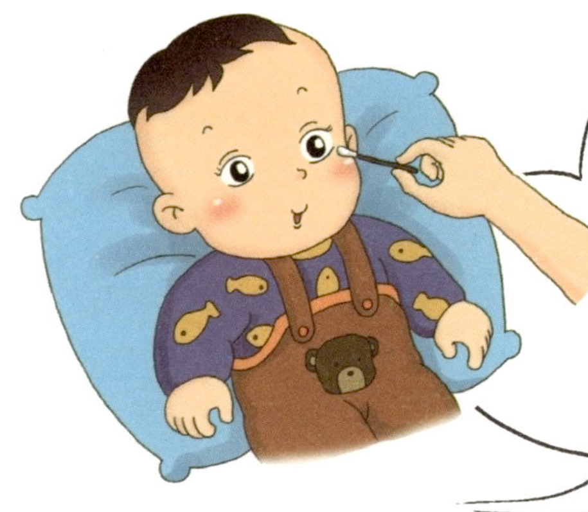

宝宝患结膜炎的症状

宝宝患结膜炎以后，首先是眼睛的白眼球和眼睑内层充血发红，宝宝会感觉眼睛里有异物，有刺激感、瘙痒感和灼热感。眼睛的分泌物（眼屎）较多，可能造成视线模糊不清。常常会在宝宝的眼角和睫毛上发现黄色的黏稠脓液。

育儿小百科

眼结膜是覆盖在白眼球和眼睑内层上的一层薄而透明的膜，这个膜如果发生了炎症就叫做结膜炎。新生儿的结膜炎主要由母体生殖系统的细菌感染引发，大一些的宝宝主要是由病毒感染造成，可以经由细菌或病毒的直接或间接接触而传染。

宝宝得了结膜炎怎样护理?

新生儿出现结膜炎，一经发现，应马上带宝宝去医院治疗。大一些的宝宝如果出现病毒性结膜炎，也应该尽快就医。按照医生要求，定时给宝宝洗眼上药，用蘸有温开水的棉花棒轻轻擦去宝宝眼睫毛和眼角上的黏稠脓液。

在接触宝宝病眼前后，都要洗干净双手，不要和宝宝共用一条手帕或毛巾等，避免交叉感染。宝宝使用过的手帕、毛巾等，要煮沸15分钟以上进行消毒，避免重复感染。

怎样预防结膜炎?

平时要加强宝宝的身体锻炼，提高身体素质，增强免疫力和抗感染能力，杜绝宝宝用手揉眼睛的不良习惯；养成多喝水的好习惯；切断传播途径，不要让宝宝和别人共用毛巾、手帕、澡盆等。

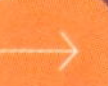

泪道阻塞

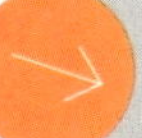

宝宝泪道阻塞的症状

当宝宝哭的时候，流眼泪是很正常的。如果有时候宝宝不哭也有眼泪，或者两个眼睛看起来水汪汪的，或者出现一只眼睛有眼泪，另一只眼睛没有眼泪的情况，就要怀疑宝宝的泪道是否阻塞了。

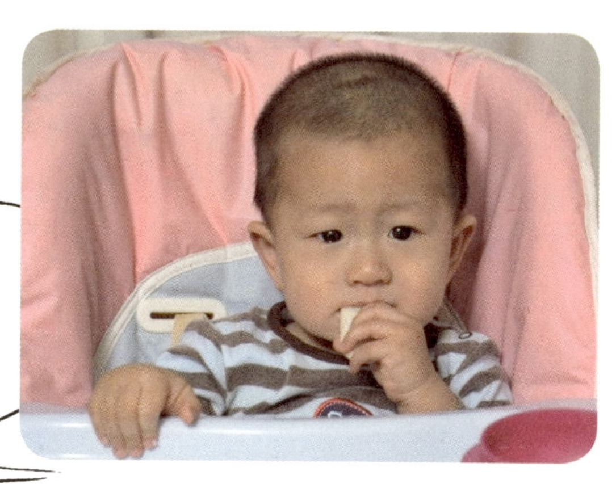

泪道阻塞的继发感染

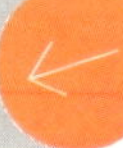

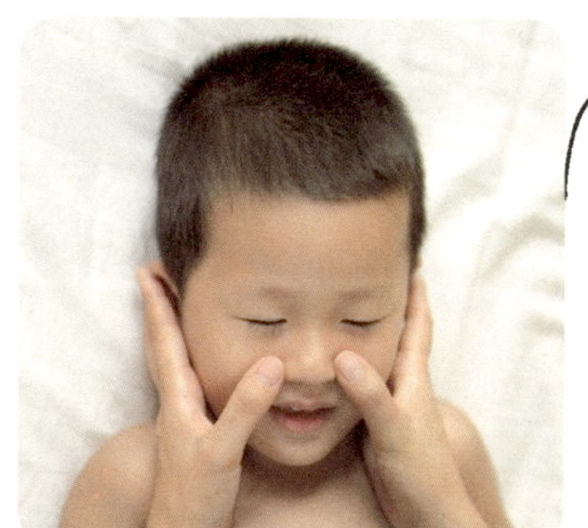

如果宝宝因为泪道阻塞继发感染，眼里经常出现脓性分泌物，早晨起来眼中就会有大量眼屎，甚至睁不开眼睛，这时就可能是得了婴幼儿泪囊炎了，需要立即带宝宝就医。回家以后要根据医生的要求按时用药，定期按摩宝宝泪囊区域。同时注意宝宝眼睛局部的卫生，不要感染，还要预防宝宝感冒。

育儿小百科

在眼睛的旁边、眼睑上有两个泪小点，起吸收泪液的作用；往下是负责引流眼泪的泪小管，两个泪小管汇总处叫做泪总管；接着是小皮球一样的泪囊，主要是聚积眼泪；再往下叫鼻泪管，通向鼻腔，或者口腔。如果这几个部位中任何一个发生阻塞，都属于泪道阻塞，会造成宝宝的眼泪不能正常排出，顺着面颊流出，或者经常留在眼睛的睫毛囊内。

怎样治疗宝宝泪道堵塞？

泪道阻塞一般是先天原因造成，只需要做一个简单的微创探通手术就可以彻底解决，所以要做到早发现、早治疗。

宝宝泪道堵塞了怎么办？

一旦发现宝宝眼睛不哭也流泪，或者流脓，应该立即带宝宝就医。

如果宝宝因为泪道阻塞继发感染，眼里经常出现脓性分泌物，早晨起来眼中就会有大量眼屎，甚至睁不开眼睛，就可能是得了婴幼儿泪囊炎了，需要立即带宝宝就医。

如果宝宝眼睛里面有脓性分泌物，可以用指腹按在宝宝的鼻根及眼睛的内眼角中央，往眼睛的方向挤压，这时就会发现宝宝的眼角有一部分脓液流出来，可以将它擦干净后给宝宝眼睛上好药，再带宝宝就医。

医生确诊宝宝为泪道阻塞以后，一般会做一个探通手术，要尽量配合，帮助固定好宝宝的头部，避免宝宝哭闹挣扎造成意外伤害。做完探通手术，回家以后要根据医生的要求按时用药，定期按摩宝宝泪囊区域。同时注意宝宝眼睛局部的卫生，不要感染，还要防止宝宝感冒。

睑腺炎

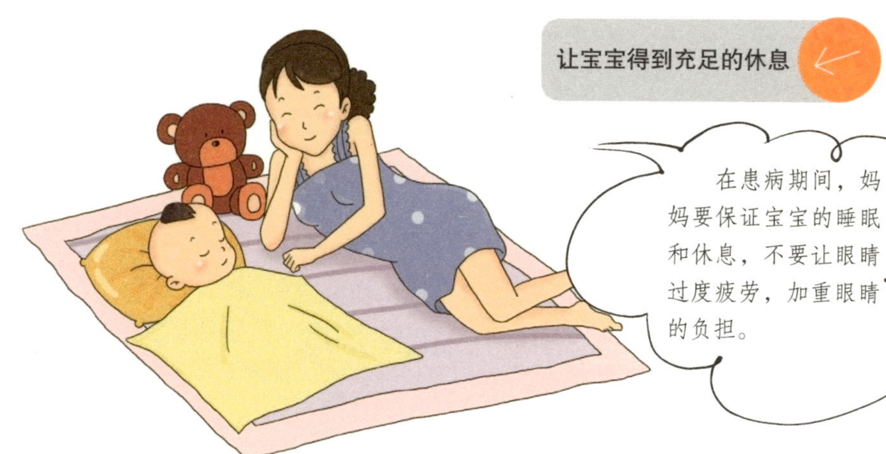

让宝宝得到充足的休息

在患病期间，妈妈要保证宝宝的睡眠和休息，不要让眼睛过度疲劳，加重眼睛的负担。

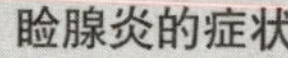

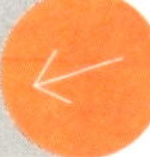

睑腺炎的症状

睑腺炎也称麦粒肿，分为外麦粒肿和内麦粒肿两种。外麦粒肿是睫毛根部毛囊或者附近的皮脂腺产生的急性炎症，内麦粒肿是睑板腺产生的急性炎症。病情轻者经数日后可自行消散，重者则痛剧成脓，脓出始愈。

育儿小百科

睑腺炎，也称麦粒肿、“针眼”。是睫毛毛囊附近的皮脂腺或睑板腺的急性化脓性炎症，是儿童常见的眼病。眼睑有防御外界病菌侵袭的能力，由于小儿免疫机能差，对感染的抵抗力不强，加上本性好动，经常用脏手揉眼等，细菌就会乘虚而入。引起睑腺炎的细菌多为金黄色葡萄球菌，所以此病多为化脓性炎症。

宝宝如果患有睑腺炎，应该如何护理？

1.睑腺炎早期可热敷，每天3次，每次20分钟左右，可促进血液及淋巴循环，消散肿物，改善患儿的疼痛症状，轻的炎症在热敷后可完全消失。

2.局部可点眼药，一般使用0.25%氯霉素眼药水，如果分泌物多，用利福平眼药水效果较好，患儿入睡后可涂金霉素眼膏。

3.多吃水果、蔬菜，多饮水，忌吃辛辣刺激性食物。

4.注意手的清洁，洗脸用具、枕套、枕巾等均需用开水煮沸半小时消毒，也可在阳光下曝晒。

怎样预防睑腺炎？

平时应注意让宝宝加强身体锻炼，提高身体素质；保证宝宝的休息和睡眠，不熬夜，不要使眼睛过度疲劳，保持大便通畅；还应注意宝宝的用眼卫生，杜绝宝宝用脏手及脏手帕擦揉眼睛等不良习惯。

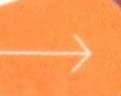

口腔溃疡

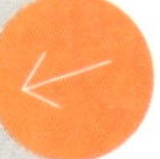

出现口腔溃疡，少给宝宝吃坚硬食物

宝宝出现口腔溃疡后，要少给宝宝吃刺激性或其他过于粗糙、坚硬的食物，避免损伤口腔黏膜。

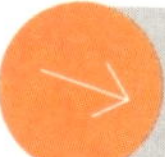

宝宝要注意口腔清洁

稍大些的宝宝要学会注意自己口腔卫生，养成早晚刷牙、饭后漱口的好习惯，良好的口腔环境可以降低口腔溃疡的发病率。

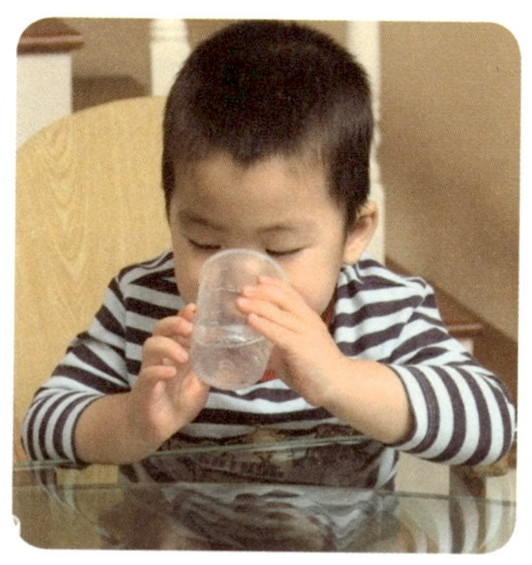

育儿小百科

口腔溃疡是口腔黏膜疾病中常见的溃疡性损害，好发于唇、颊、舌缘等部，有周期性、复发性的特点。有些是因为外伤引起的，有些是因为细菌或病毒感染引起的，还有些是因为缺乏某种维生素或矿物质引起的，病因有很多种。

口腔溃疡的症状有哪些？

口腔溃疡常常发生在嘴唇、牙龈下方以及舌头边缘，呈白色溃疡状，溃疡周围有红晕，非常疼痛，特别是在遇到酸、咸、辣的食物时，疼痛加剧。口腔溃疡有四大特点，即“红、黄、凹、痛”。口腔溃疡时，溃疡的周围会红肿，但溃疡本身一般是黄色的，形状是凹进的，通常比较疼痛。

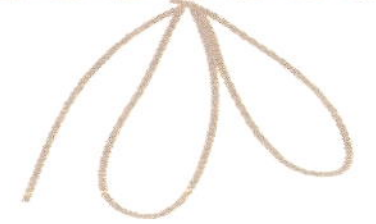

宝宝如果得了口腔溃疡，怎样护理？

宝宝发生口腔溃疡以后，首先要仔细观察，找到口腔溃疡的具体部位。如果溃疡在颊黏膜处，就要进一步找到造成溃疡的原因.在宝宝口腔有溃疡时，尽量不给宝宝吃酸、辣、咸等刺激性食物，否则溃疡处会更痛；最好给宝宝吃流质食物，以减轻疼痛，这样也有利于溃疡处的愈合；让宝宝用吸管喝水也有助于减少对溃疡的刺激，但是不能喝太热的水，以免烫伤宝宝；如果宝宝溃疡疼痛剧烈，或者反复发作，或者伴有发热，就需要立即带宝宝就医。如果宝宝的溃疡超过10天还没有痊愈，也应该带宝宝去看医生。

疱疹性龈口炎

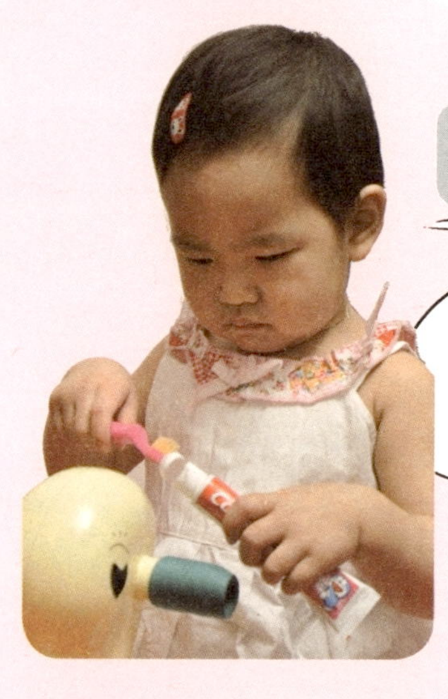

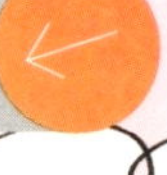

刷牙时要轻柔

宝宝出现疱疹性龈口炎后，在刷牙的时候动作要轻柔，必要时可暂停刷牙，以免造成疼痛和新的创面。

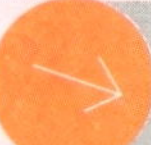

宜吃半流质食物

宝宝出现疱疹性龈口炎后，在饮食方面，妈妈最好给宝宝喝粥等半流质食物，以免造成疼痛和新的创面，出现拒绝进食等现象。

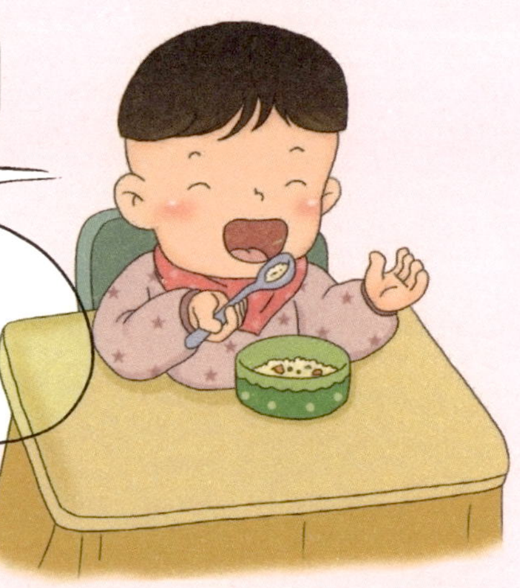

育儿小百科

疱疹性龈口炎是一种由单纯疱疹病毒感染引起的疼痛性口腔疾病。它多继发于急性鼻炎、肺炎、流行性感冒、疟疾、流行性脑膜炎，也会单独发生。除咽部外，口腔黏膜也可能发生疱疹。在婴幼儿期较多见，尤其是6个月至2岁的宝宝患此病居多。

宝宝如果患有疱疹性龈口炎，妈妈应该怎么做？

要注意宝宝的口腔卫生，可让宝宝用淡盐水漱口，在医生的指导下口服维生素C及B族维生素等；如果发现宝宝出现疱疹性龈口炎的症状，应该在24小时以内带宝宝就医，同时注意给宝宝补充水分防止脱水。

疱疹性龈口炎的症状有哪些？

出现疱疹性龈口炎，宝宝常会表现为进食哭闹，颌下和颈上淋巴结肿大，流口水等。经过1～2天的潜伏期，宝宝的口腔黏膜大面积出现充血水肿。口腔黏膜处还可能出现成簇的小水疱，小水疱很快就会破裂，并造成继发性感染红肿。

怎样预防宝宝出现疱疹性龈口炎？

妈妈应避免宝宝与可能的传染源接触，并在平时加强宝宝的营养和身体锻炼，提高身体素质，增强免疫力和抗病能力。此外，还要注意宝宝的口腔卫生，保持口腔清洁。

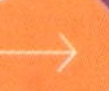

牙龈炎

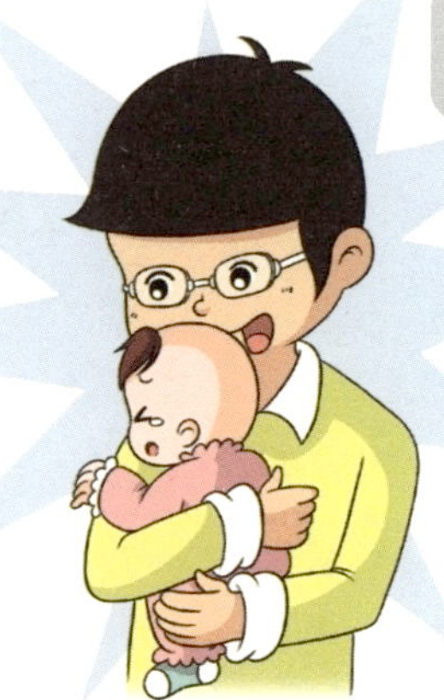

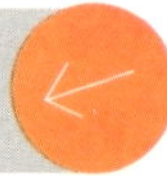

牙龈出血严重要带其就医

若宝宝患牙龈炎，牙龈出血较为严重，且宝宝经常哭喊牙疼，应马上带其就医。

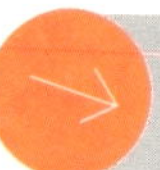

多吃果蔬预防牙龈炎

平时补充足够的维生素C，防止齿龈出血感染；让宝宝多吃黄瓜、生萝卜、水果等硬食，这些食物不但会增加宝宝的营养，而且使宝宝的牙齿、齿龈受到摩擦锻炼，促进牙周血液循环。

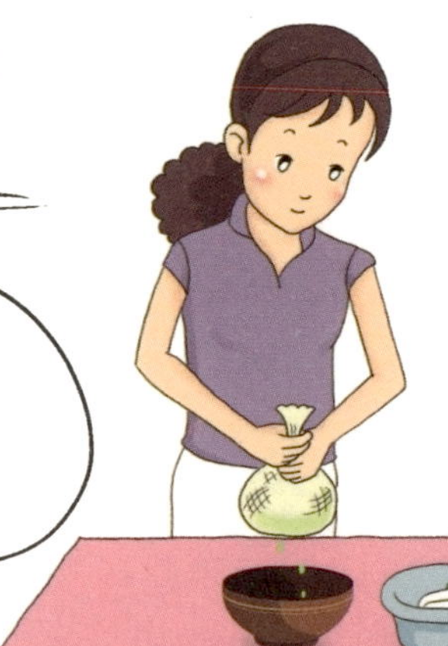

育儿小百科

牙龈炎是一种发生在牙龈边缘和龈乳头的炎症。引起牙龈炎的原因可为口腔不洁、牙垢、牙石沉积等。由于幼儿牙龈上皮较薄，角化程度低，容易受到创伤刺激，从而引起牙龈炎。而缺乏维生素C或B族维生素、白血病等，也是引起牙龈炎的原因。

宝宝患上牙龈炎的症状是什么？

宝宝患牙龈炎，牙龈边缘和龈乳头明显发红，水肿变形。在牙龈缘处可以看见有大量的软垢沉积。宝宝会感觉牙龈受到压迫而疼痛，刷牙的时候牙龈容易出血。

宝宝得了牙龈炎，妈妈应该怎样护理？

发现宝宝患上牙龈炎后，应该在24小时以内带宝宝就医；很多宝宝对牙医会有恐惧感，应该多安慰宝宝，鼓励宝宝配合医生做好检查治疗；平时还应教导宝宝用正确的刷牙方式刷牙，并坚持早晚刷牙，餐后漱口，饮食合理；用吸管喝水，可以减少对牙龈的刺激，注意不要喝太热的水，以免烫伤。

怎样预防牙龈炎？

妈妈平时要注意加强宝宝的身体锻炼，提高身体素质，增加抗病能力；要教宝宝养成良好的口腔卫生习惯，及时清除牙垢，解除它对齿龈及牙周的不良刺激。

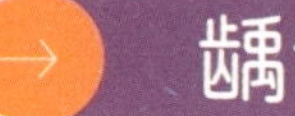

龋齿

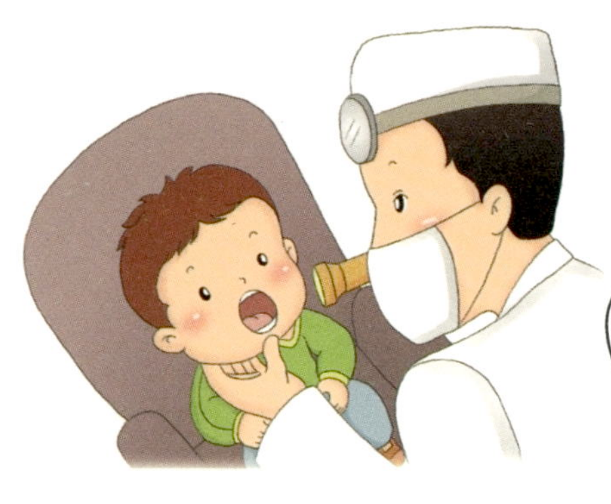

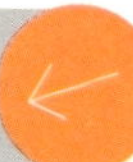

定期给宝宝进行口腔检查

带宝宝定期进行口腔检查，最好每半年带宝宝去牙科检查一次，做到提前发现龋齿，及时治疗。

出现龋齿的症状

早期的龋齿没有什么特别明显的症状，随着龋齿症状的加重，牙本质和牙髓受到破坏，宝宝会出现对冷、热、酸、甜食物或饮料敏感，有时稍微咀嚼一下较硬的食物也会感到牙疼。如果已经是龋齿晚期，牙齿可能已经发黑，在牙齿釉质上可以看见明显的斑点甚至窟窿，这时的宝宝时常感到牙齿剧痛。

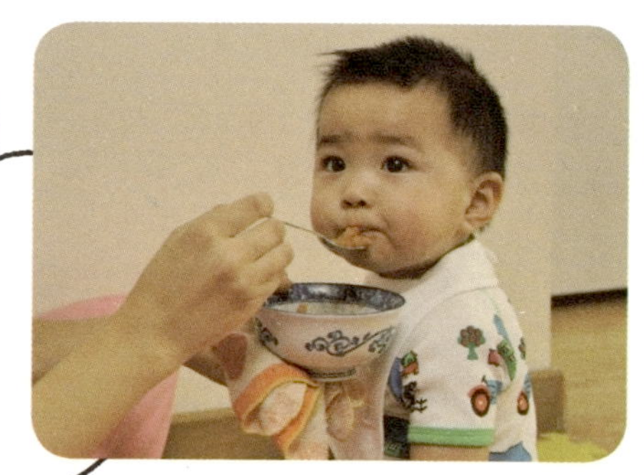

育儿小百科

龋齿多是由寄生在牙结石上的细菌造成的。食物的残渣混合唾液会在牙齿表面形成牙结石，细菌就寄生在这里，它们将食物残渣中的糖分等分解产生出酸性物质，腐蚀牙齿，造成牙齿釉质中的钙和磷酸盐丢失，进而侵害牙本质和牙髓神经。

宝宝如果有龋齿，妈妈应该怎么办?

如果宝宝抱怨牙疼，也已经能够看见宝宝牙齿上的洞，就需要立即带宝宝就医，积极配合医生做好检查治疗。教宝宝用正确的刷牙方式刷牙，并坚持良好的口腔卫生习惯。

如何预防龋齿?

1.培养宝宝养成良好的口腔卫生习惯，对于婴儿期的宝宝，在每次喂养后，可将食指用清洁的纱布包好，蘸温开水擦洗宝宝的牙床。幼儿可先由帮着刷牙，然后让其自己掌握正确的刷牙方法。

2.注意调整宝宝的饮食结构，让宝宝少吃或不吃甜食。食物要粗细搭配，让宝宝适当多吃些富含纤维的蔬菜、水果等，尤其应多吃些含有磷、钙、维生素类的食物，如黄豆和豆类制品、肉骨头汤、海带、牛奶等，这些食物对牙齿的发育、钙化都有很大的好处。

3.要多请教医生，采取适当的防龋措施。

牙脓肿

不吃太多糖
想让宝宝远离牙脓肿，应该让宝宝少吃糖，注意口腔卫生。

严重牙脓肿的后果
牙脓肿已经是细菌感染牙齿比较严重而产生的疾病，可能导致拔牙的后果。由于细菌已经感染到牙神经，如果没有及时治疗，有可能影响到周围组织器官，甚至引发脑炎。

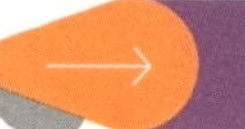

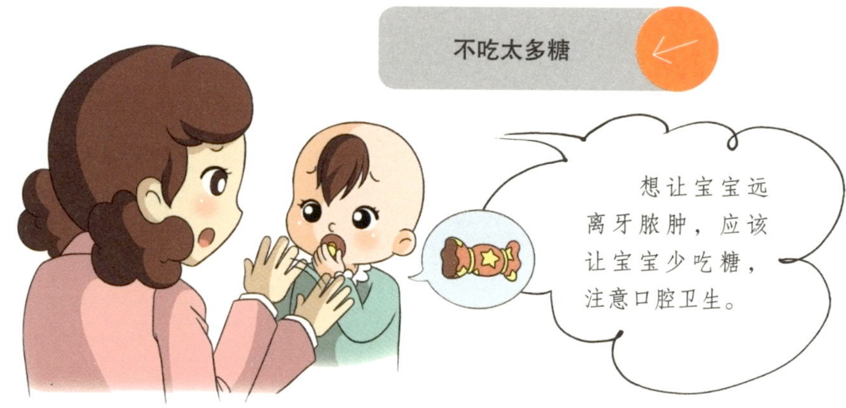

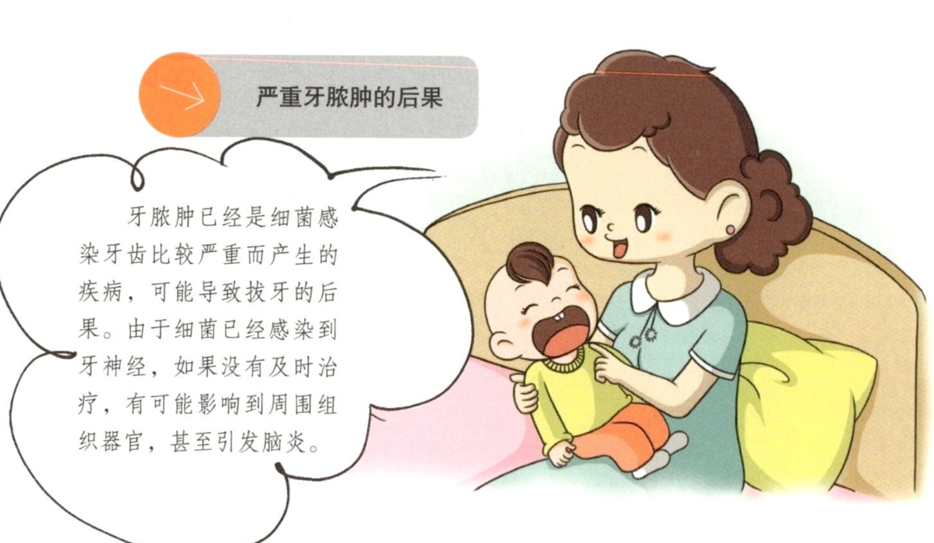

育儿小百科

牙脓肿是指牙根周围的脓汁聚集，主要是由于牙髓被细菌感染造成发炎流脓，而又无法排除造成的。牙脓肿表明牙齿已经遭受到严重的损害，细菌才因此有可能侵入到牙齿内部。

牙脓肿的症状有哪些？

出现牙脓肿后，宝宝的牙龈发炎、红肿，用手按压会产生疼痛，如果肿得比较严重，可以看见宝宝患病一侧的脸颊明显肿大。用手轻轻摇动患病的牙齿，会发现松动的迹象。如果发炎扩散到周围的组织器官，宝宝的颈部淋巴结也会出现肿大，甚至出现全身感染的情况，表现出头痛、发热等症状。

宝宝出现牙脓肿，应怎样护理？

妈妈可以用热水袋或者热毛巾敷在宝宝患病一侧的脸颊，帮助减轻疼痛。如果宝宝感到牙疼很厉害，或者出现发烧、头痛等症状，应立即带宝宝就医。因为医生很可能对宝宝进行根管治疗，实施这种疗法需要在宝宝的牙齿上钻洞。如果病情严重或者患病的是乳牙，医生还可能将它拔除。

如何预防牙脓肿？

牙脓肿前期一般都有龋齿的出现，所以要先从预防宝宝的龋齿开始，保持宝宝良好的口腔卫生，注意正确的饮食习惯，定时到医院进行牙齿检查和保健，发现龋齿和其他牙周疾病时要及时治疗。

牙脓肿的治疗方法

患了牙脓肿的宝宝，饮食要清淡，多吃蔬菜和水果，做到不偏食，注意营养搭配。多吃新鲜蔬菜和水果，尽量少吃辛辣、刺激的食物。还应鼓励宝宝多喝水，少吃糖和甜食。

宝宝患了牙脓肿，除了注射或口服抗菌的药物外，每次进食前后均应用温热淡盐水漱口，并同时对患牙进行开髓引流。病牙根部周围组织有脓肿形成时，应切开排脓。脓肿消退后，还须对患牙实行彻底的根管治疗。经过根管治疗的乳牙不但不再发炎肿痛，而且一般可以保持正常的功能，直到换牙。否则，除经常疼痛、发热外，还会影响乳牙下面恒牙牙胚的正常发育。严重者还会引起颌骨骨髓炎和败血症。

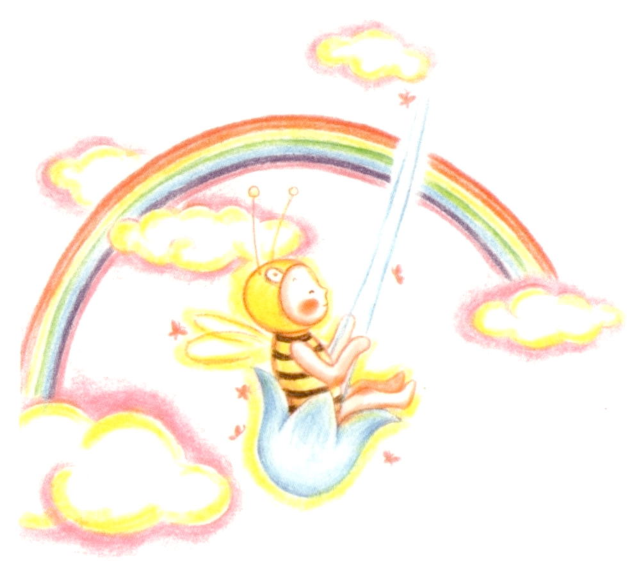

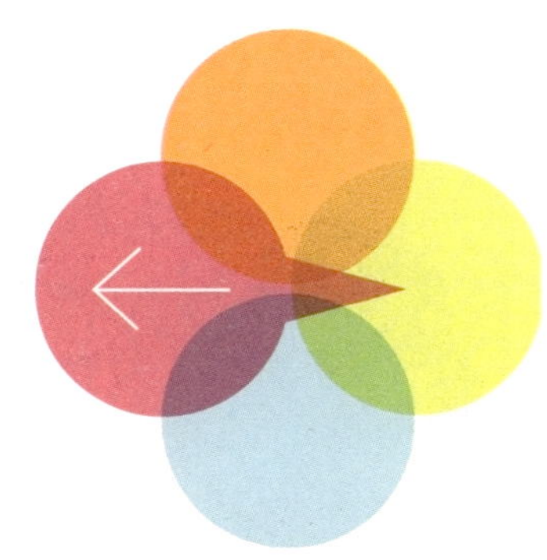

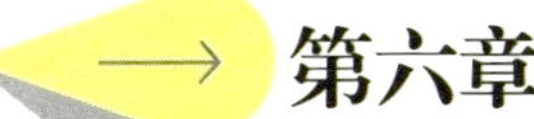

第六章

皮肤疾病

宝宝的皮肤娇嫩嫩的，如果妈妈在平时没有做好护理，宝宝白嫩嫩的肌肤就会出现很多问题，比如，湿疹、尿布疹、脓包疮、真菌感染等，对此，妈妈要多了解病因才能“对症下药”。

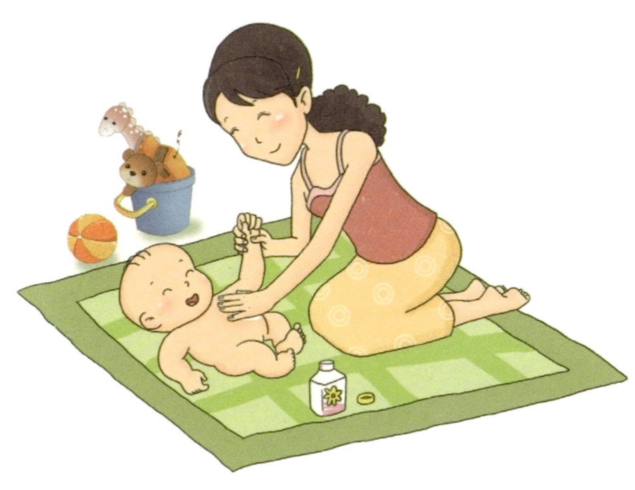

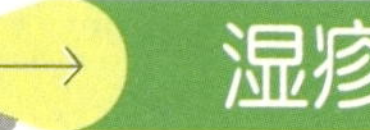

湿疹

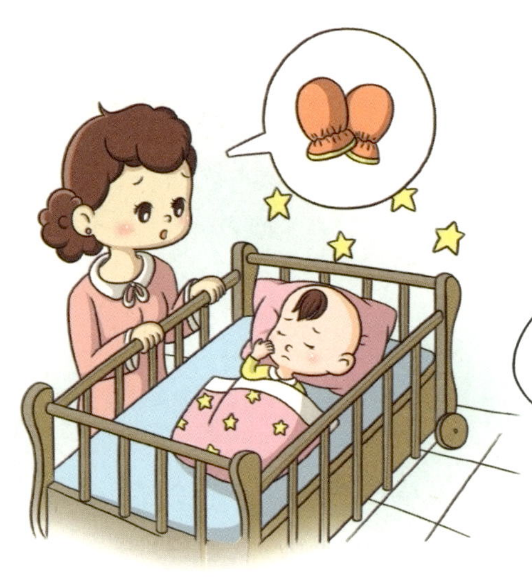

剪短指甲，戴上手套，避免抓挠

湿疹在温度高时会发痒，为了以防宝宝抓挠，妈妈可以把宝宝指甲剪短，晚上睡觉时给宝宝戴上手套。

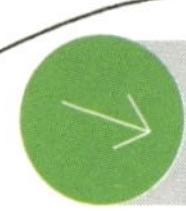

勤换宝宝的衣物，保持患处干燥

妈妈应该给患有湿疹的宝宝勤换衣服、尿布，保持患处干燥，有利于康复。

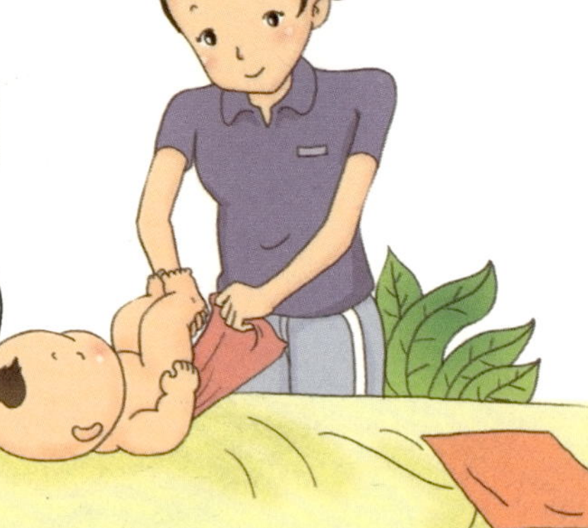

育儿小百科

湿疹是小儿常见的一种过敏性皮肤病，多见于2岁以下的肥胖儿，在儿童期也有发病的可能。婴儿湿疹大多在出生后1～3个月起病，皮疹多见于头面部，以后逐渐蔓延到颈、肩、背、臀和四肢，甚至可以波及全身。

宝宝为什么会出现湿疹？

湿疹的病因较复杂，有时病因很难明确，生活中多种因素均可诱发湿疹：饮食方面，如食入牛、羊肉，鱼，虾，蛋，奶等动物蛋白食物；气候变化，如日光、紫外线、寒冷、湿热等物理因素刺激；日常接触，如不当使用碱性肥皂或药物、接触丝毛织物等；机械性摩擦，如唾液和溢奶经常刺激皮肤；喂养方面，如添加辅食种类偏多致使胃肠道功能紊乱等。

宝宝患有湿疹后应如何护理？

1.给宝宝穿宽松、吸湿、柔软的布料衣服，最好不要穿化纤和丝毛织物。

2.宝宝患有湿疹后，局部会有红肿、糜烂、渗出等症状，可用1%～4%的硼酸溶液湿敷，外涂雷锌膏，每天2次。也可在医生的指导下口服抗过敏药物，如扑尔敏、非那根等。

如何预防湿疹？

在生活中尽可能找出发病原因，并加以预防。避免冷热潮湿、机械摩擦等刺激；避免食用易过敏和刺激性食物；在医生指导下合理用药，不要自行用药。

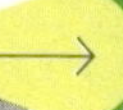

尿布疹

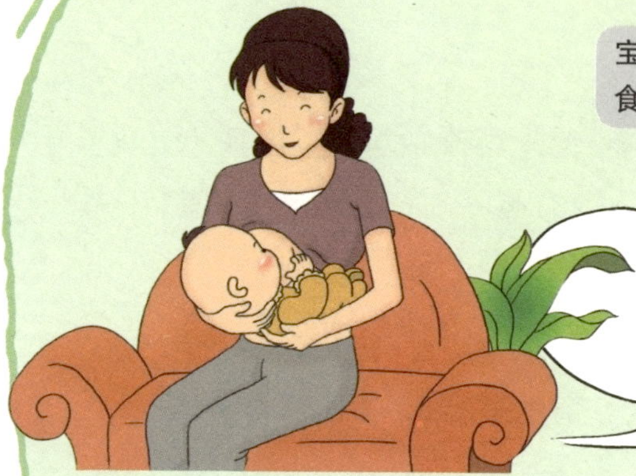

宝宝出现尿布疹后的饮食调理

以母乳喂养的宝宝，如果患有尿布疹后，妈妈要切记不可进食油腻和辛辣食物，避免经由乳汁传给宝宝。

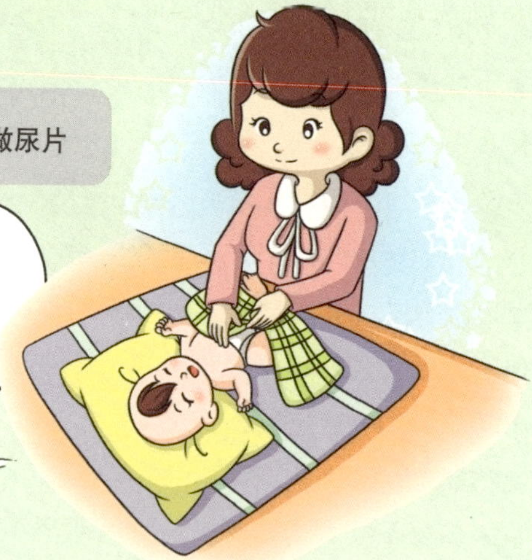

选择旧棉布做尿片

尽量选择柔软舒适的旧棉布做尿片，这样宝宝的小屁股会感觉舒服干爽。

育儿小百科

尿布疹也称作尿布皮炎。是指尿布区域的皮肤由于长时间受尿、粪便等排泄物刺激而发生的一种皮肤炎症。多发生在1～4个月的婴儿，新生儿也不少见。主要表现为会阴部、肛门周围、臀部及大腿外侧皮肤发红粗糙，随后出现斑丘疹、糜烂、小脓疱和溃疡。病变不累及腹股沟、臀缝等皮肤褶皱处。

尿布疹的症状有哪些?

宝宝被尿布覆盖的区域皮肤发红，主要出现在外生殖器周围、臀部及大腿，并伴有疼痛。局部皮肤发亮发紫，伴随有很强烈的刺鼻氨味。如果是男宝宝，还可能出现阴茎发炎。

如何预防尿布疹?

妈妈应该选择干爽型纸尿裤或合适的尿布。质地柔软、全棉布做尿布，这样的尿布吸水性比较强。保持臀部皮肤清洁干燥，便后及时清洗臀部和外阴部，用软毛巾擦干。

宝宝患尿布疹该如何护理?

1.去除尿布，用温水清洗婴儿的下身，充分擦干后，在患部涂抹凡士林或尿布疹药膏或隔离软膏等，以保护皮肤。注意擦洗时用力不要过度，以免造成皮肤破损。

2.平时保持臀部干燥，夏季可使患处暴露于空气中，多晒日光，以利于恢复。

3.尿布一定要洗净，除去残留的碱性物质，并晒干。尿布湿了要及时更换。

异位性皮肤炎

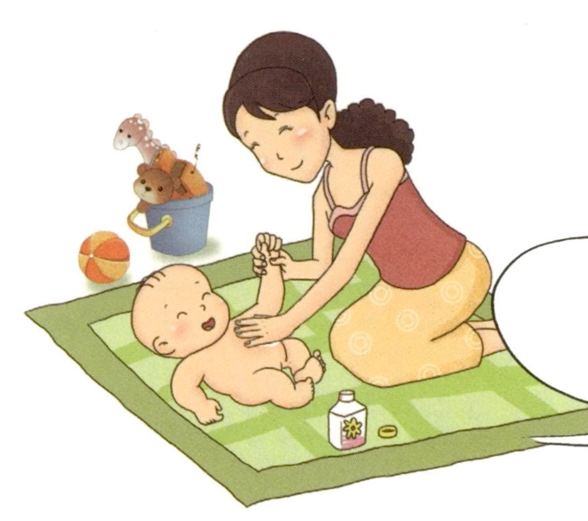

预防异位性皮肤炎，给宝宝用润肤产品

妈妈须注意宝宝的日常卫生，勤给宝宝洗澡，并使用润肤产品，帮助皮肤的清洁和保湿，降低异位性皮肤炎发病率。

异位性皮肤炎的症状

不同年龄的宝宝会有不同的症状，4岁以下的儿童皮疹由发痒、发炎的丘疹组成，有时还会有轻度的脓液渗出。全身部位都可能发生出疹，但是主要集中在头皮、脸颊、四肢大关节转弯处等，随着年龄的增长会好转并逐渐消失。

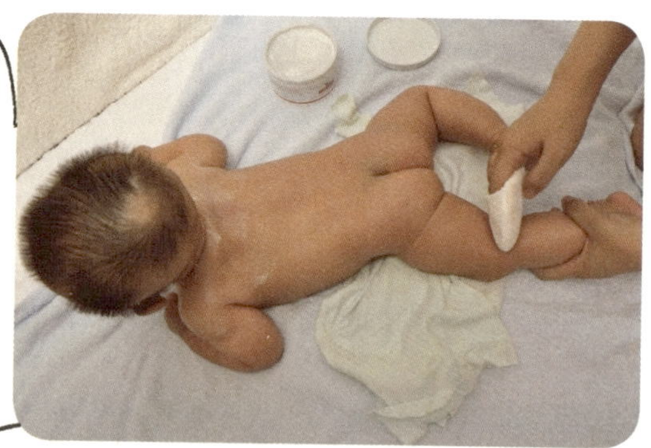

育儿小百科

异位性皮肤炎是一种常见的皮肤病，大部分在儿童时期开始发病，是一种慢性长期的皮肤病，没有传染性。所谓的异位性，是指一类容易演变成其他过敏性疾病的遗传性疾病，最大的致病原因是过敏体质引起的，有很强的遗传倾向。

如何预防异位性皮肤炎?

1.生活中，妈妈要避免宝宝接触或食入致敏原。

2.避免毛织品直接接触皮肤，同时防止皮肤受到外界环境刺激物或搔抓的刺激。

3.使用温和的清洁剂，可以减少细菌的污染和继发感染的危险性。

宝宝患异位性皮肤炎，妈妈应该怎样做?

1.如果宝宝第一次出现皮疹，或者瘙痒难忍，应该立即就医。

2.对于已经出过疹的宝宝，皮肤会比较干燥，如果症状较轻，可以使用医生指定的润肤膏在患处涂抹；如果症状较重，就需要使用油性较大的凡士林等软膏，这样可以隔绝外界刺激、保持皮肤水分。

3.如果皮肤出现破损，应该避免使用热水或者肥皂冲洗，否则容易刺激皮肤。

4.对于在婴儿期的宝宝，要特别注意调整宝宝的饮食，喂奶过饱、营养过剩，都很容易导致消化异常致使湿疹发生和加重；对于已经吃固体食物的宝宝，要让他多饮水，饮食要清淡，多吃容易消化的食物，忌食辛辣、油腻。中医认为异位性皮肤炎主要与湿邪有关，建议适当多吃有祛湿或清热祛湿的食品，如薏米、冬瓜、丝瓜等。

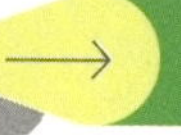

痱子

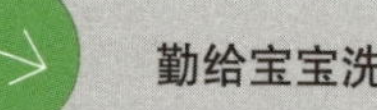

勤给宝宝洗澡

在夏天，天气炎热，宝宝容易滋生痱子，这时候就要经常给宝宝洗澡，这样宝宝感觉舒适，也就不生痱子了。

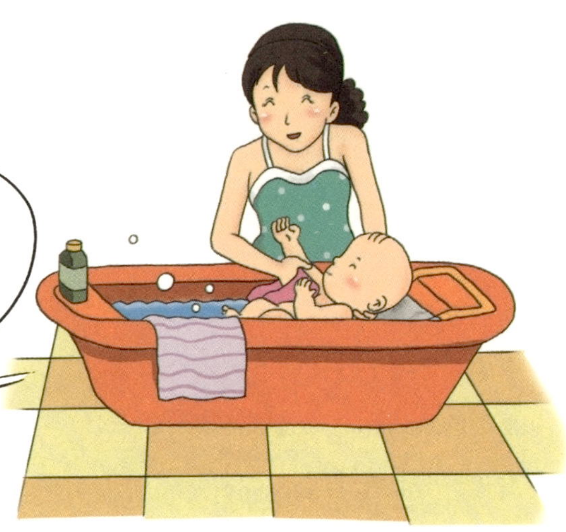

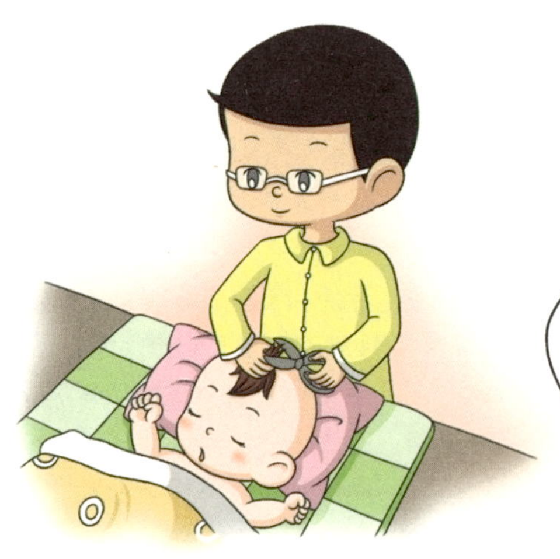

给宝宝剃个光头

宝宝小时候，可以给他剃个光头，这样他的头部就不会容易长痱子了。

育儿小百科

痱子是夏季出汗过多而引起的皮肤病，分为白痱、红痱、脓痱。

如何预防痱子？

主要是室内通风，尤其是夏季要凉爽，保持清洁干燥，衣服不要穿得过多、过厚、过硬，要勤换勤洗，皮肤要经常洗澡，出汗后要马上洗澡勿积汗，洗后扑些爽身粉或痱子粉避免搔抓。

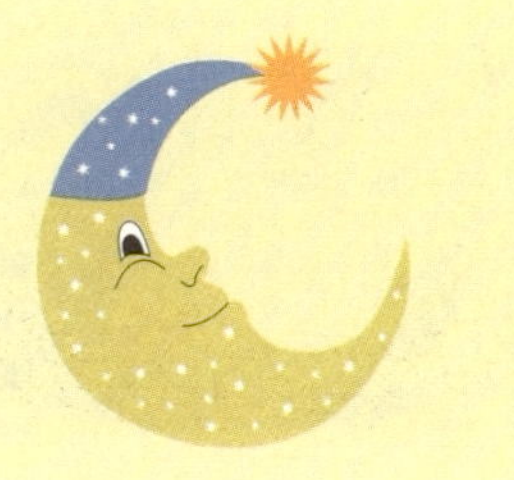

宝宝长痱子后怎样护理？

宝宝生了痱子，切忌涂抹软膏或油类制剂，也不要让宝宝用手挤弄、搔抓患处。一旦出现大面积痱毒或脓痱，应马上到医院治疗。

如果痱子生在头颈部，就应把宝宝的头发剪短，或改变一下发型，把头发往后梳，不要让头发留在前额上。如果是更小的宝宝，则舒适大于美观，可以将宝宝的头发剃光光。

发现宝宝长了痱子，可把新鲜的白苦瓜切成片，把白色苦瓜汁直接涂抹在宝宝身上。夏天里常吃的西瓜也是很好的祛痱良方，用西瓜皮直接在宝宝身上来回涂抹。

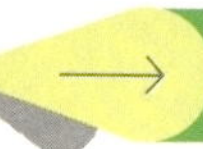

真菌感染

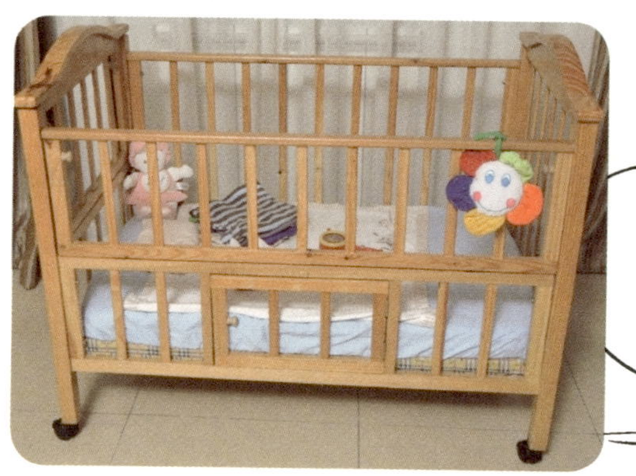

及时给宝宝的个人生活用品消毒

宝宝患病期间，妈妈最好给宝宝准备单独的生活用具，比如，餐具、寝具、盥洗用具等，在宝宝使用后，妈妈要及时进行消毒。

真菌感染的症状

头癣看起来更像是大规模的严重头皮屑皮肤脱落，一般是由毛癣菌、小孢子菌或其他真菌引起的。头癣很容易通过接触而传染，常常会引起从头顶部位开始的片状脱发，甚至出现充满脓汁的脓癣，逐渐扩散，没有皮疹出现，但是仍然伴随有瘙痒的症状。

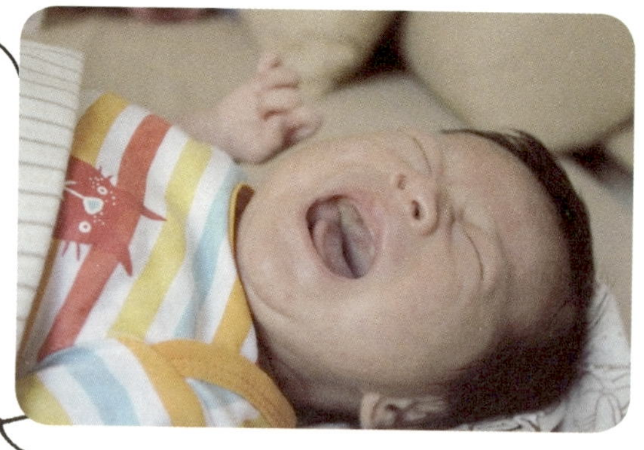

育儿小百科

宝宝的皮肤、头发和指（趾）甲很容易受到真菌的感染出现病变，表现形式很多，最常见的是经常发于青少年期间的脚气，以及婴幼儿期间的癣。出现真菌感染，一定要进行治疗。如果真菌感染没有得到有效治疗，病情就会加重，从皮肤表面往深层破坏，造成其他组织和器官的问题，引起不可逆转的脱发，甚至皮肤癌。

如何预防真菌感染？

平时，要加强宝宝的身体锻炼，增强体质，提高对疾病的抵抗力。还要培养宝宝良好的卫生习惯，不与他人共用餐具、毛巾等，不与猫狗等宠物进行亲密接触。如果身边人有真菌感染的情况，要严格进行隔离。

宝宝真菌感染，妈妈应该怎样护理？

1.如果发现宝宝出现瘙痒、流脓严重、高热等真菌感染的症状，要尽快带宝宝到医院确诊，以便对症治疗。

2.保证宝宝按时吃药、涂药，进行积极治疗。

3.对于有传染性的真菌感染，要做好隔离，避免交叉和重复感染。

4.如果家里有猫、狗等宠物，应该与宝宝隔离。

5.饮食方面，应给宝宝准备清淡、富有营养的食物，避免辛辣刺激的食物。尽量少吃冰激凌、冰凉饮料等冷饮，同时忌食海鲜等发物。让宝宝多吃蔬菜水果，多喝水。

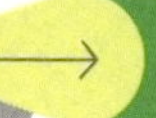

黄水疮

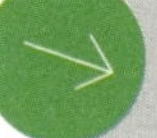

黄水疮的症状

开始时，宝宝的皮肤会生出针尖至绿豆大的红色斑点，很快形成水疱，有的水疱直径在2厘米以上，疱疹周围有红晕。开始时疱液呈淡黄色且清亮。1～2天后，疱液变混浊，疱壁很薄、极易破溃，破后露出潮红浅表的糜烂面，糜烂面干燥后形成淡黄色或蜜黄色脓痂。

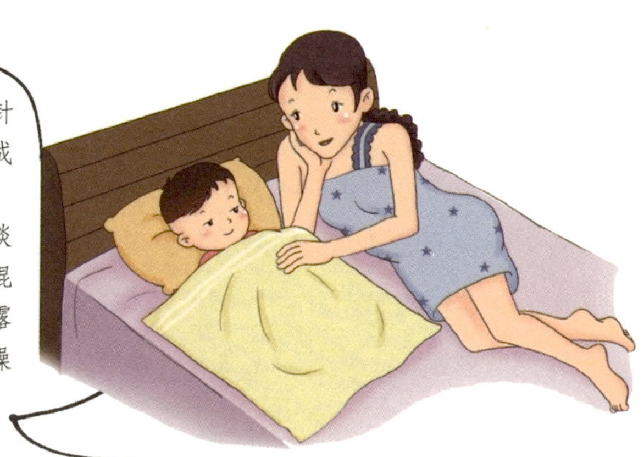

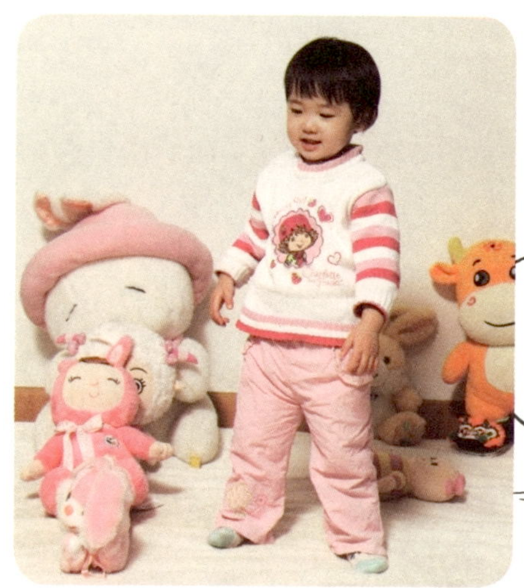

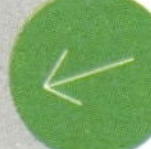

黄水疮的传播途径

黄水疮的传染途径为人与人的直接接触或接触患者的污染物，如玩具、图书、卧具等。免疫功能低下、皮肤外伤、皮肤不洁净或患有皮肤疾病等为发病诱因。

育儿小百科

黄水疮是一种化脓性球菌感染引起的皮肤病，也称脓疱疮，常见于2~7岁的儿童（新生儿也有患此病的），多在气候闷热潮湿的夏秋季节发病。脓疱疮具有传染性，通过直接或间接接触而传染，可在幼儿园、托儿所或小学校中流行。

如何预防宝宝得黄水疮?

平时不要接触患者。

培养宝宝养成良好的卫生习惯，搞好个人卫生，如定期洗澡、勤换衣服和剪指甲等。

带宝宝坚持锻炼身体，增强抗病能力。在照顾宝宝时，要保持手的清洁，应洗手后再抱宝宝。

宝宝患了黄水疮，妈妈应如何护理?

一旦发现宝宝出水疱，首先应隔离宝宝，不应再让宝宝去幼儿园或与其他小朋友接触，防止传染他人。

避免宝宝搔抓而加重感染，可在医生指导下局部涂新霉素软膏或百多邦软膏，可先用75%的医用酒精消毒清洁创面，酌情去痂。

做好衣物消毒工作，宝宝的衣服应用消毒液浸泡后再清洗，被褥可放在烈日下曝晒，污染物品要煮沸或紫外线照射消毒。

饮食应以易消化的食物为主，忌油腻和辛辣刺激性食物。

宝宝衣物宜选柔软、宽松、吸湿性强的棉质品，而不宜选用化纤产品。

要注意观察宝宝病情，如精神状态、体温、局部情况等，如果发现病情严重，应及时就医。

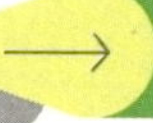

荨麻疹

病因

感染最多见，如细菌、病毒、真菌或寄生虫；饮食因素，如鱼虾、蟹、牛奶、鸡蛋等；药物因素，如磺胺药、青霉素、阿司匹林等；其他因素，如吸入过敏原（花粉、羽毛或动物皮屑）、冷热变化、日光照射、摩擦以及压力改变等；遗传因素。以上多种因素刺激机体发生变态反应。

症状

荨麻疹的基本病变是皮肤黏膜的毛细血管暂时扩张和渗透性突然增加。特点是急性起病，皮肤突然出现大小不等的风团，呈扁平凸起，边界清楚，颜色为淡红色或苍白色，瘙痒明显，风团可融合成片，时起时落，消退后不留痕迹，还会伴有恶心、呕吐、腹痛等消化道症状。

护理方法

避免接触过敏原，如食物、药物、花粉等，由感染因素造成的要积极抗感染治疗。

注意皮肤清洁卫生，防止皮肤继发感染，如剪短指甲、戴手套等。

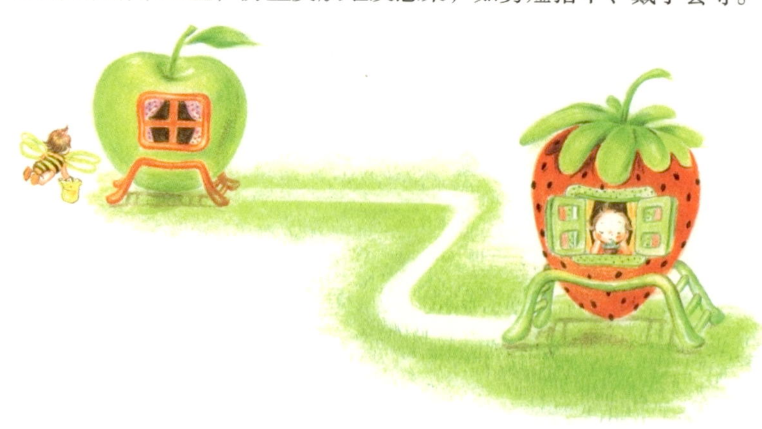

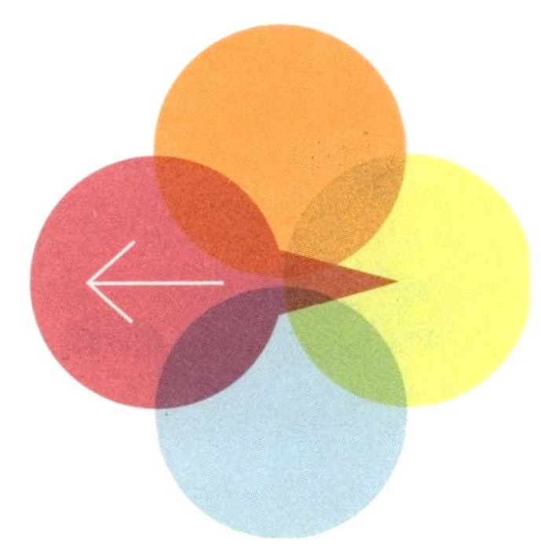

第七章

肌肉骨骼、关节疾病

宝宝刚刚会走路后，总喜欢跑来跑去，追蝴蝶，赶小狗，捉蛐蛐……只要能跑，绝对不走，用自己的方式认识这个世界。但是在这过程中，难免会出现跌倒、碰撞事件，妈妈不要忽视这些“小”问题，有时这些“小”问题却会带来意想不到的后果。

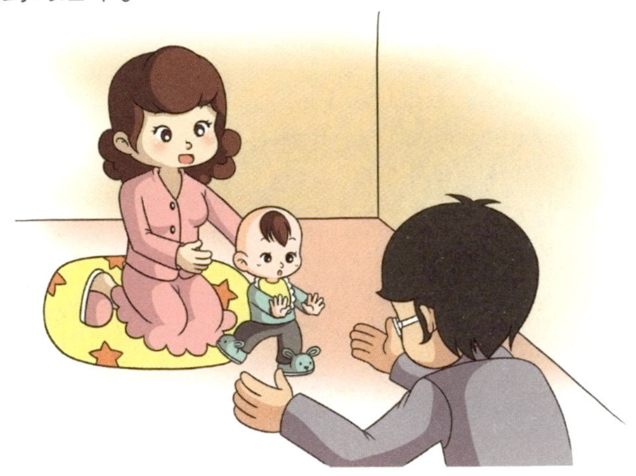

肌营养不良

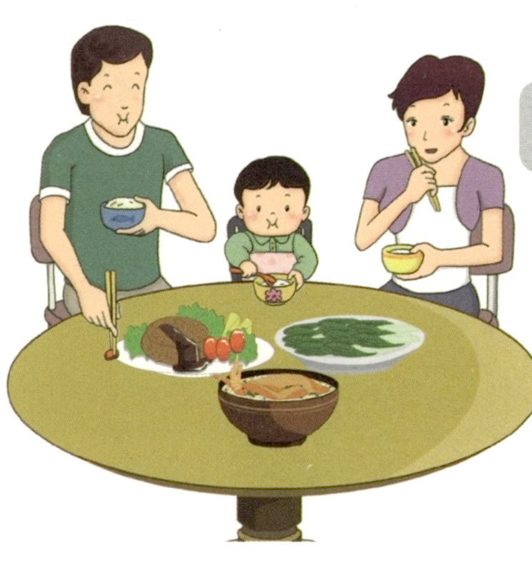

宝宝患上肌营养不良的饮食调理

饮食方面，要合理搭配宝宝的饮食，保持良好的营养，以免出现营养不良，加重病情。

预防肌营养不良症

肌营养不良症在产前可以作诊断，如果夫妇计划怀孕，应该先检查母亲是否有异常基因携带；如果已经怀孕，而且胎儿已经受到影响，医生会建议终止妊娠。

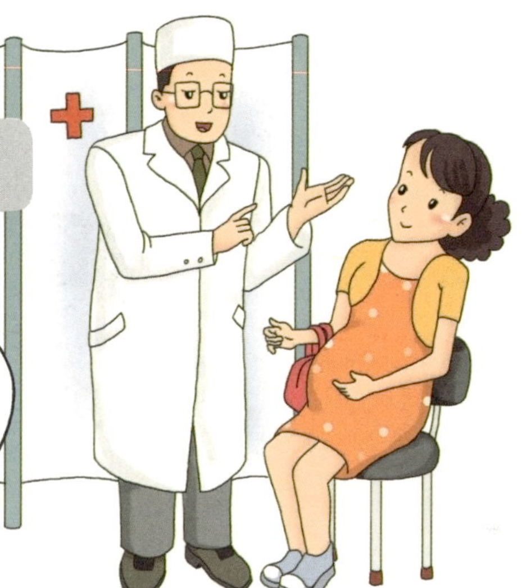

育儿小百科

肌营养不良症是由遗传因素导致的。以进行性骨骼肌无力为特征的原发性骨骼肌坏死性疾病，主要表现为不同程度和分布的、进行性加重的骨骼肌萎缩和无力。肌营养不良有好几种类型，其中最常见和最严重的是迪谢纳（Duchenne）肌营养不良，也叫做严重性假肥大型营养不良症。

肌营养不良的症状有哪些？

迪谢纳肌营养不良几乎仅见于男孩，而且多在婴幼儿期发病。有此病的宝宝往往学走路比较晚，一般要到18个月以上才可以行走。刚开始的时候，可能只是感觉到宝宝走路姿势笨拙、蹒跚，平时容易跌倒。随着宝宝年龄的增长，就会发现宝宝不能奔跑和爬楼梯，站立的时候脊柱下部向前凸出，腹部挺出，双脚撇开，步行缓慢摇摆，呈特殊的“鸭步”步态，常常将手放在腿上辅助行走。当宝宝由仰卧姿势起立的时候非常困难，必须先翻身，成俯卧姿势，然后再用双手攀缘两膝，逐渐向上支撑才能站起来。仔细观察，还可以看出宝宝的小腿肌肉过大。

宝宝如果肌营养不良，妈妈应该怎样护理？

如果怀疑宝宝有肌营养不良，应立即带宝宝就医，根据检查的情况对宝宝进行治疗。由于迪谢纳肌营养不良是遗传造成，因而目前治疗方法主要是支撑、对症治疗。妈妈可以经常给宝宝做按摩，平时要多注意宝宝的起居和饮食，尽量加强宝宝的营养，避免感染，以免加重病情。

肌肉痉挛

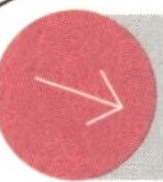

给夜间抽筋的宝宝加强保暖

妈妈要注意，如果宝宝经常在夜里抽筋，在宝宝睡觉前，就应该给他盖好被子，或者穿上睡衣。

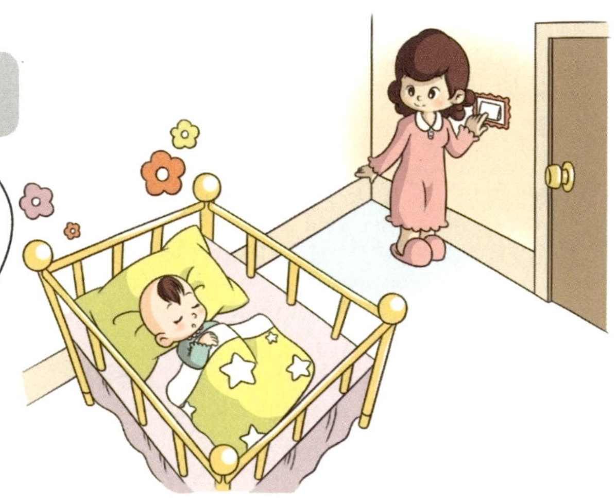

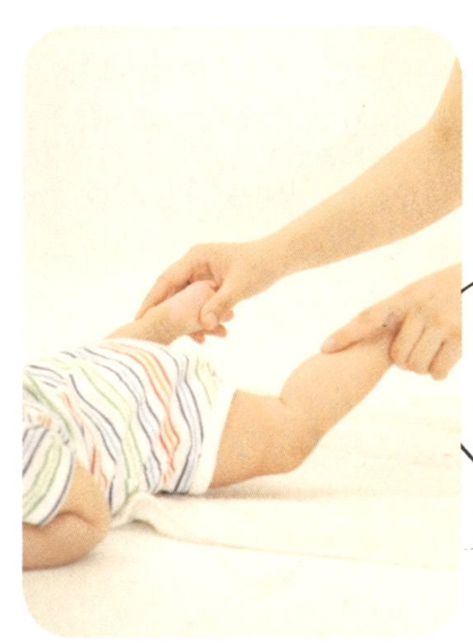

肌肉痉挛的症状

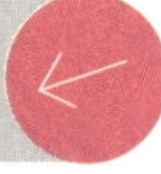

宝宝抽筋多发生在小腿肌肉，一般持续时间不会很长，只有几分钟。抽筋的时候，宝宝会感觉到剧烈的疼痛，肌肉又紧又硬，如果仔细观察，可以看见抽筋的部位有扭曲隆起的肌肉块。

育儿小百科

肌肉痉挛也就是我们平常说的抽筋，是指肌肉突然地、不由自主的强直收缩的现象。抽筋的真正发病原因目前还不是很清楚，大多数的研究结果认为，抽筋是由于神经或神经肌应激阈值降低，使得肌肉的神经兴奋频率突然增加造成的。另外，缺钙也可能导致抽筋。

如何预防肌肉痉挛？

平时要加强宝宝的身体锻炼，注意饮食平衡。让宝宝在运动前做好充分的预备活动，防止肌肉过度疲劳。让宝宝在睡觉前常伸展一下肌肉，尤其是容易抽筋的肌肉部位。

宝宝如果肌肉痉挛，妈妈应该怎样护理？

当发现宝宝出现抽筋时，应让宝宝立即停止正在进行的活动，静躺下来，抬起抽筋的腿，大人面对宝宝，一手托住宝宝脚后跟，一手从上面抓住脚趾，一边向大人的方向牵拉宝宝抽筋的腿，一边把脚向宝宝方向扳，让脚趾尽量向上，保持这个姿势，反复用力，往往很快可以让肌肉牵拉恢复。接下来，可以对抽筋的部位进行热敷或冷敷。

对于大一些的宝宝，可以教宝宝自己处理，让他坐起来，双腿伸直平放，两手抓住抽筋腿的脚趾，尽量往胸前牵拉，或者轻轻按摩抽筋的部位。但注意不要用力过猛，以免拉伤肌肉造成二次伤害。这样做一般都能起到缓解抽筋疼痛的效果。接下来，可以对抽筋的部位进行热敷或冷敷。

如果宝宝经常发生抽筋，就应该带宝宝到医院进行检查。

跛行

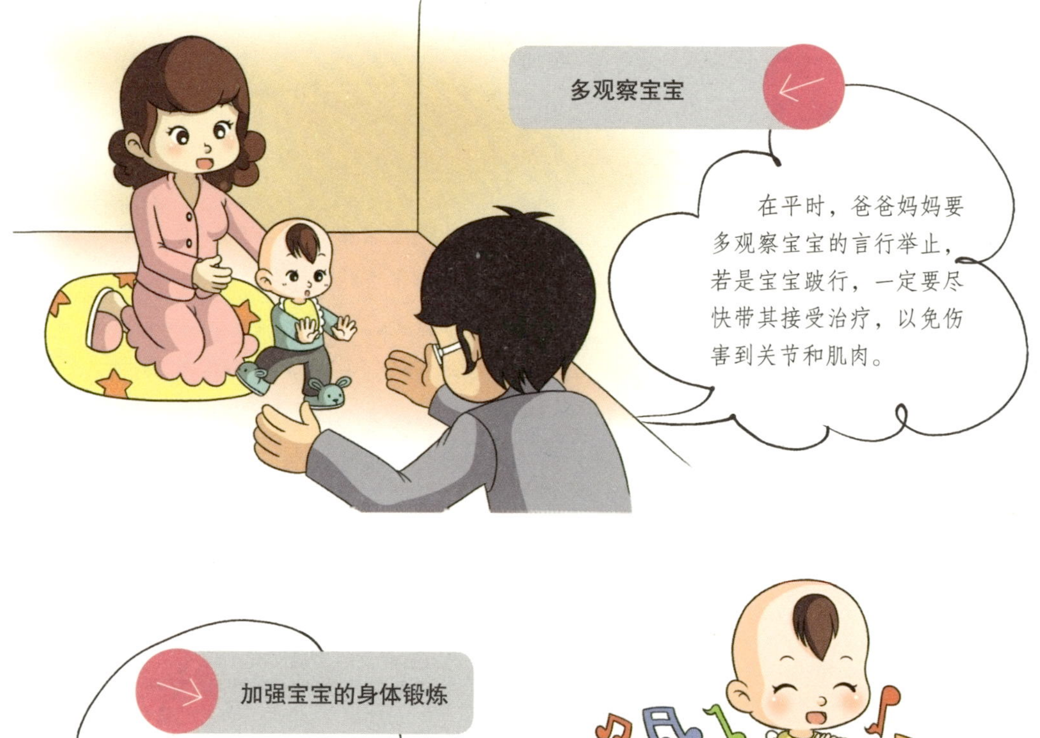

多观察宝宝

在平时，爸爸妈妈要多观察宝宝的言行举止，若是宝宝跛行，一定要尽快带其接受治疗，以免伤害到关节和肌肉。

加强宝宝的身体锻炼

平时让宝宝做一些力所能及的运动，如随着音乐跳舞等，这样宝宝身体强壮了，就能避免肌肉无力，在奔跑、游戏中受伤。

育儿小百科

跛行指的是由于不同的病损造成的下肢行动功能障碍。它主要是由疼痛、双腿不齐造成的，也可能是神经、肌肉、关节等方面的原因引起，比如，先天性的髋关节脱位发现过晚，或是脊柱弯曲使一侧肢体短于另一肢体，这些都会导致跛行。

一般来说，如果宝宝患有进行性肌营养不良或脑性瘫痪，导致肌肉乏力或是协调性不好，也会引起走路异常，与跛行相似。特殊情况下，由于儿童感情与心理方面造成的行为异常，也可能引起跛行。有些跛行无法治愈，如双腿长短不一或肌肉无力等，会导致终生行动不便。

如果发现宝宝跛行，妈妈应该怎么办?

如果宝宝伴随出现关节肿胀、发烧等情况，应立即带宝宝就医。协助医生找到病因，并积极配合治疗与护理。如果宝宝出现跛行的症状，或者已经到了可以走路的年龄却拒绝行走的情况，或者宝宝跛行并伴有发烧、皮疹或是关节热肿等现象，很可能是出现了骨骼或关节感染，要立即带宝宝就医。

怎样预防宝宝跛行?

最好不要让宝宝过早学习站立和行走，以免损伤脆弱的关节和肌肉。如果宝宝出现肌肉关节疼痛，要及时带宝宝看医生，以免病情恶化。平时要加强宝宝的身体锻炼，提高身体素质，在宝宝的饮食上要注重营养，避免宝宝因为营养不良造成肌肉无力。

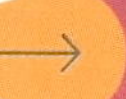

拉伤、扭伤

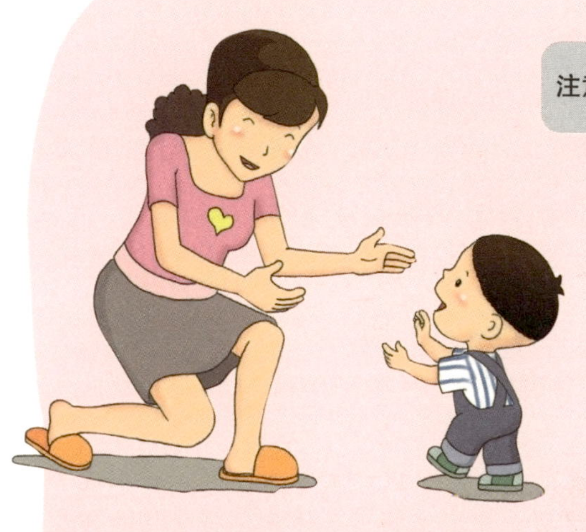

注意让宝宝多锻炼身体

平时，要注意锻炼宝宝的身体，让宝宝的肌肉韧带、肌腱足够强健和柔韧而不易受伤。

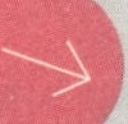

宝宝做运动的要点

宝宝在做剧烈运动之前，应先做好热身运动，进行活动时，要在保证安全的前提下进行，不要让宝宝做危险的动作。

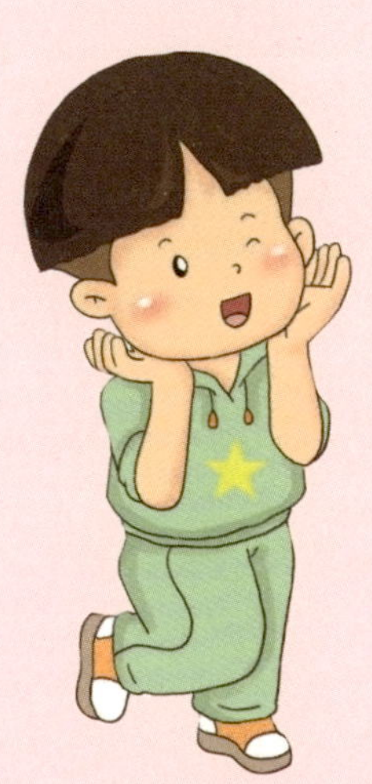

育儿小百科

如果肌肉被过度拉长，就会导致肌肉纤维的损伤。关节的扭伤则一般为一条或者多条连接关节骨头的韧带被过度拉长或拉断以后发生的病变。

宝宝出现拉伤或扭伤的症状

如果宝宝出现拉伤或者扭伤，一般首先会感觉到疼痛，小一些的宝宝还会哭闹不止。受伤的部位会出现肿胀，有压痛，移动患处的时候疼痛加剧，有时候还会出现抽筋、肌肉痉挛等症状。如果宝宝的伤在腿上，可能出现走路一瘸一拐。如果受伤部位皮下出血，则会出现青肿。

宝宝拉伤或扭伤，妈妈应该怎样护理？

如果宝宝出现拉伤或者扭伤，情况不是很严重，应该让宝宝立即停止正在进行的活动。让宝宝躺下来休息，将受伤的部位用棉花和绷带包扎固定起来，并抬高受伤的部位。

在48小时以内不要热敷宝宝的伤处，而应该采用冷敷。当伤处肿胀消退，不再有急性疼痛时，可以帮助宝宝热敷以减轻疼痛，促进受伤部位的血液循环。

在恢复期，要让宝宝自己运动受伤部位，或进行按摩，这些都有助于伤痛的痊愈和功能的恢复。

如果宝宝受伤非常严重，疼痛剧烈，无法自己行走，应该立即带宝宝就医；如果宝宝伤处本来症状较轻，但在家休养超过24小时仍没有好转的话，最好尽快带宝宝就医。

先天性髋关节脱位

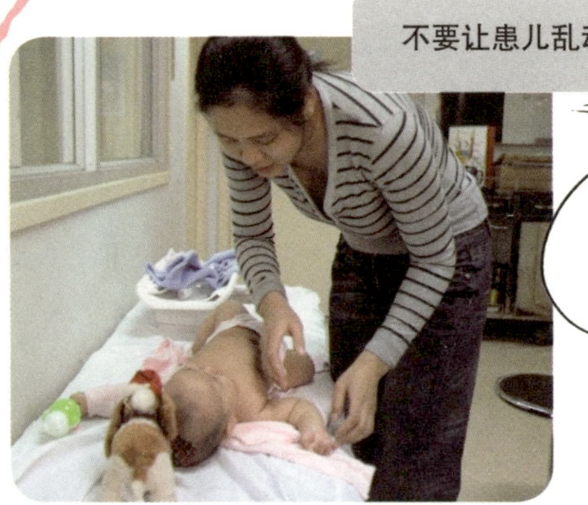

不要让患儿乱动

宝宝在医院接受治疗时，让宝宝进行一定的运动是很必要的，但是一定注意不要让宝宝胡乱动，以免加重病情。

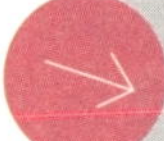

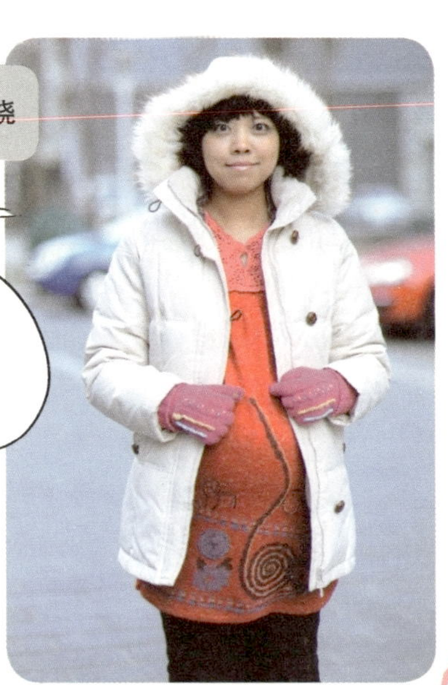

孕期要预防感冒发烧

怀孕2～3个月时是胎儿髋关节形成的关键阶段，所以在这段时间内，孕妈妈要做好预防感冒的工作，以免胎儿在出生后患先天性髋关节脱位。

育儿小百科

先天性髋关节脱位在宝宝出生的时候就有可能已经形成了，主要原因是妈妈在怀孕2～3个月时（正是胎儿髋关节形成的关键阶段）由于不小心感冒、发烧或其他疾病的影响，使胎儿生长出现短暂停顿，关节没有得到正常的发育，出现脱位。一般来说，女宝宝患病的概率是男宝宝的5倍。

患先天性髋关节脱位的症状有哪些？

如果宝宝的年龄很小，一般难以从行动上判断宝宝是否存在先天性髋关节脱位。需要仔细观察宝宝的体态，如果是单侧脱位，宝宝两侧臀皱纹和大腿皮纹会不对称，患肢后侧臀下的皮肤褶皱比正常肢的皮肤多一些，并且两下肢不等长，患肢较短。如果是双侧脱位，宝宝的会阴部增宽。给宝宝换尿布的时候，会听到关节有弹响。如果宝宝已经开始行走了，会有跛行，如果是单侧脱位，宝宝走路会一瘸一拐的；如果是双侧脱位，宝宝走路会左右摇摆。平时宝宝会不愿意把两腿分开，比如，只习惯使用坐式马桶。宝宝不太爱走路，经常把一只脚叠在另一只脚上。

宝宝先天性髋关节脱位，应如何护理？

先天性髋关节脱位的早期诊断、早期治疗都非常重要，当怀疑宝宝有先天性髋关节脱位时，应赶紧对宝宝进行自查：让宝宝躺着，弯曲双腿，让膝盖呈直角，大腿与身体垂直，将双髋朝两边展开。如果发现宝宝的双腿硬硬的，不能展开，应立即带宝宝到医院确诊。

先天性肌性斜颈

病因

此病因尚不清楚，多数学者认为是由于胎位不正引起局部缺血，或由于臀产以及分娩时局部损伤，引起肌肉变性而挛缩所致。

症状

此病表现为患儿头部向患侧（病变一侧）倾斜，下颌旋向健侧（正常一侧），颈部向患侧旋转和向健侧屈颈受限，一般在生后2～3周出现，触诊患侧胸锁乳突肌中下1/3处可及一梭形肿物，质硬但不疼痛。约6个月后肿物自然消失，胸锁乳突肌形成条索。如不加以治疗，逐渐出现头面部畸形。患侧面部变短变宽，面部不对称，颈椎和胸椎上段可发生侧弯。

护理方法

手法治疗：此法适用于哺乳期婴儿。将患儿的头倾向健侧，使健侧耳垂接近健侧肩部，再使下颌转向患侧肩部，如此反复牵拉10～20次，每天5～7次。此外，哺乳或睡眠时也要注意将患儿下颌部转向患侧，有利于牵引病变的胸锁乳突肌。

热敷疗法：可用小号暖水袋，温度保持在45℃左右，放置于患部。

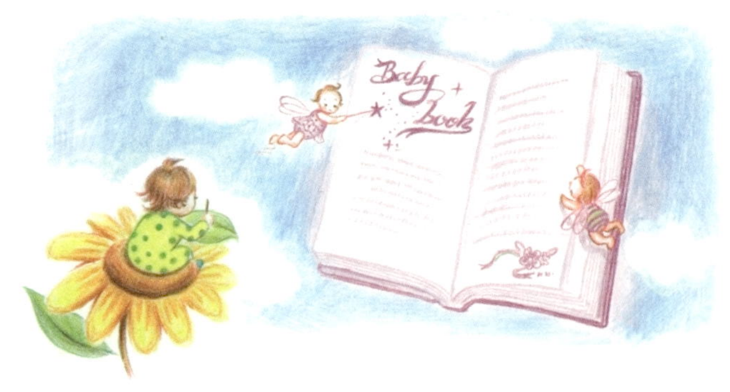

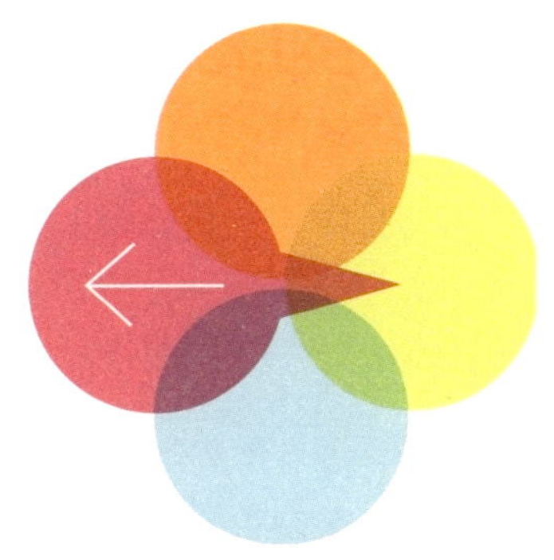

第八章

父母必知的婴幼儿急救常识

当宝宝能够自如行动时，他们就会用自己的手去探求这个对于他们而言很好奇的世界，感觉哪个东西好玩，就会用手去触碰，但是生活中存在很多危险，妈妈一定要保护好宝宝，教育宝宝远离危险。

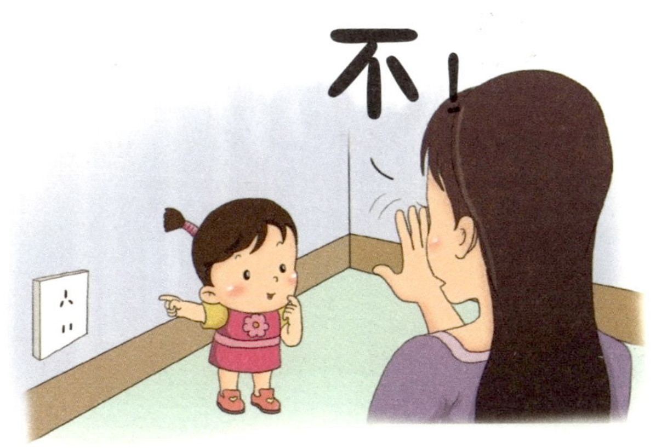

惊厥

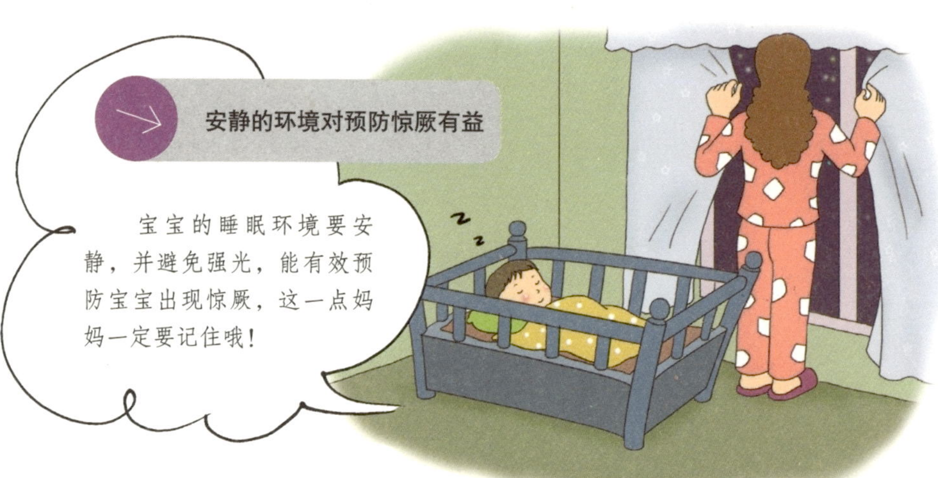

安静的环境对预防惊厥有益

宝宝的睡眠环境要安静，并避免强光，能有效预防宝宝出现惊厥，这一点妈妈一定要记住哦！

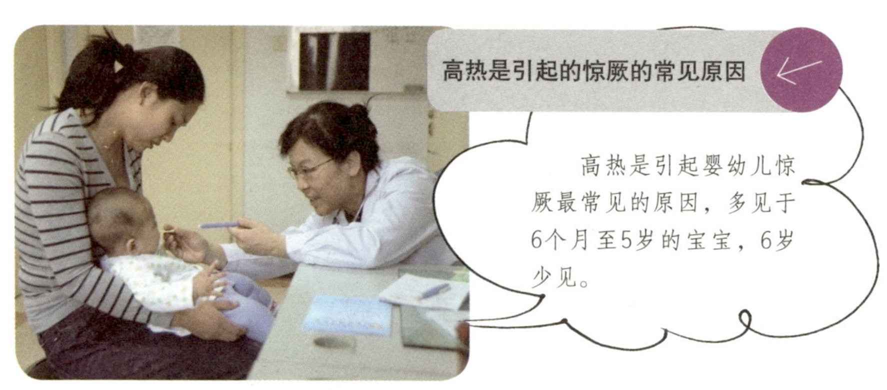

高热是引起的惊厥的常见原因

高热是引起婴幼儿惊厥最常见的原因，多见于6个月至5岁的宝宝，6岁少见。

育儿小百科

惊厥是因为婴幼儿大脑发育不够成熟，神经组织发育不健全，遇有刺激，脑组织广泛发生反应。惊厥的临床表现为突然发作，全身或局部肌肉强直、痉挛或阵发性抽搐。强直就是肌肉发硬、全身挺直，有时头向后仰，严重的全身可向后弯成一条弓状，医学上称为角弓反张。痉挛就是肌肉一下一下地抽动，可表现为手脚的抽动，也可是面部的抽动。患儿发作时意识丧失，双眼向上翻、口吐白沫、呼之不应、大小便失禁，有时可将舌头咬伤，抽后多入睡。一般持续时间不长，少则几秒钟，多则数分钟。

怎样预防宝宝热性惊厥的复发?

注意锻炼宝宝的身体，提高身体素质，预防上呼吸道感染等疾病，尽量减少或避免在婴幼儿期患急性发热性疾病，这对降低热性惊厥的复发率有重要意义。

发生惊厥后怎么办?

1.没有惊厥史的宝宝体温如果大于38.5℃，要用物理方法或药物降温。可用冷水湿毛巾较大面积地敷额头部，5～10分钟后更换。

2.有高热惊厥史的宝宝，体温≥38℃时，即可使用退热药。用药后要多喝温开水。

3.记录惊厥发作的次数和时间，注意面色、体温、呼吸的变化。

4.在采取紧急措施的同时，要争取时间尽快把患儿送往医院。

5.在就医途中不要严密包裹患儿，这样不易观察病情，还有可能发生窒息。

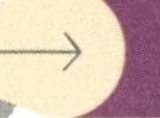

触电

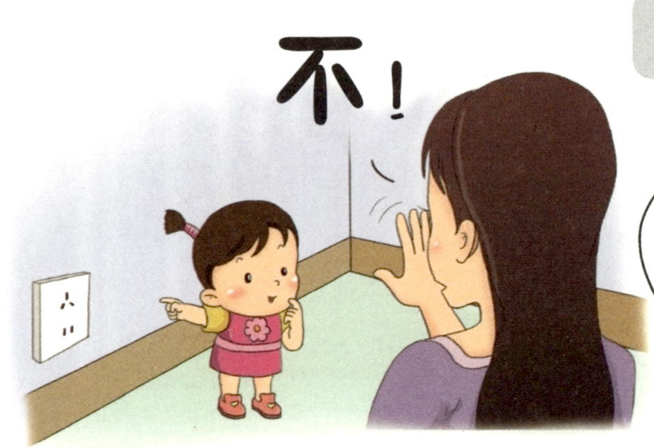

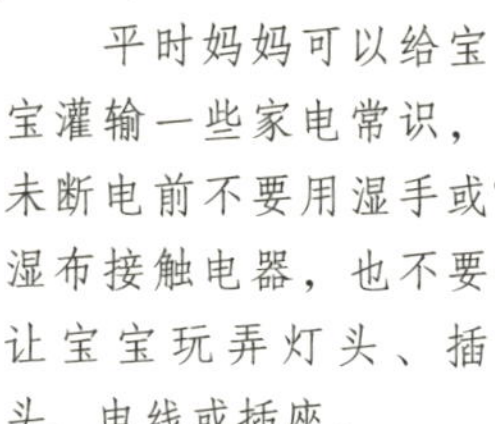

教育宝宝远离易触电位置

平时妈妈可以给宝宝灌输一些家电常识，未断电前不要用湿手或湿布接触电器，也不要让宝宝玩弄灯头、插头、电线或插座。

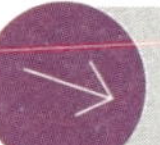

抢救触电宝宝要点

如宝宝心搏停止、呼吸存在，应立即做胸外心脏按压；呼吸、心跳均停止的宝宝，则应在人工呼吸的同时施行胸外心脏按压，人工呼吸做1次，心脏按压5次；抢救一定要坚持到底；不宜移动患儿。

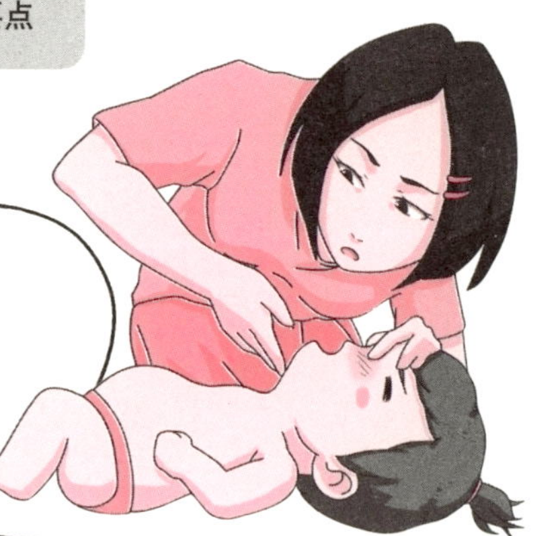

育儿小百科

电击是由于电流通过人体所致的损伤。大多数是因人体直接接触电源所致，也有被数千伏以上的高压电或雷电击伤。

如何预防宝宝触电？

预防宝宝触电最有效的方法是在所有插座上安装塑料插座防护盖。同时家人要养成不使用电器时，拔下插头并盖上塑料防护盖的好习惯。

宝宝可能会试着去咬或者用力拉电器线，这也是导致孩子触电的原因之一。电器线一定要隐藏在家具后面，也可以固定在墙上或者地板上。

要经常检查电器线并且替换破损的电器线。在走廊里装夜灯，方便给大点儿的孩子起夜用。

儿童房间内的电器不宜过多，应避免使用落地电器，防止儿童绊倒后发生触电事故。铁丝、剪刀等可以导电的物品不要放在儿童能够轻易就可以拿到的地方。选购电源插座和接线板时，要尽量选择多重开关并带多种保险装置的电器。

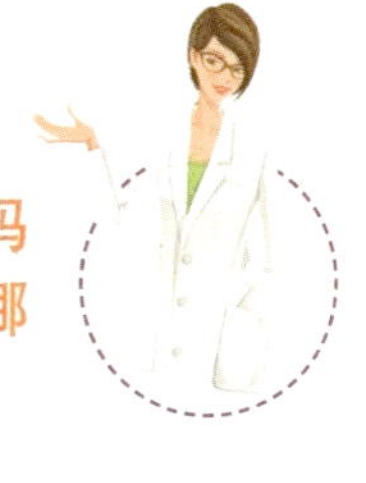

宝宝触电，妈妈应该采取哪些措施？

急救者一定要注意方式方法，防止自身触电。用不导电物体，如干燥的木棍、木棒等尽快使患儿脱离电源。当患儿脱离电源后，根据患儿的症状，马上采取相应措施进行急救。

轻症

让患儿就地平躺，仔细检查身体，暂时不要让患儿起身走动，防止继发休克或心衰。

重症

如呼吸停止、心跳存在，应将患儿就地放平，松解衣扣、做人工呼吸。也可以掐人中、十宣（即十个手指尖）、涌泉等穴。

烧伤、烫伤

让宝宝远离热源

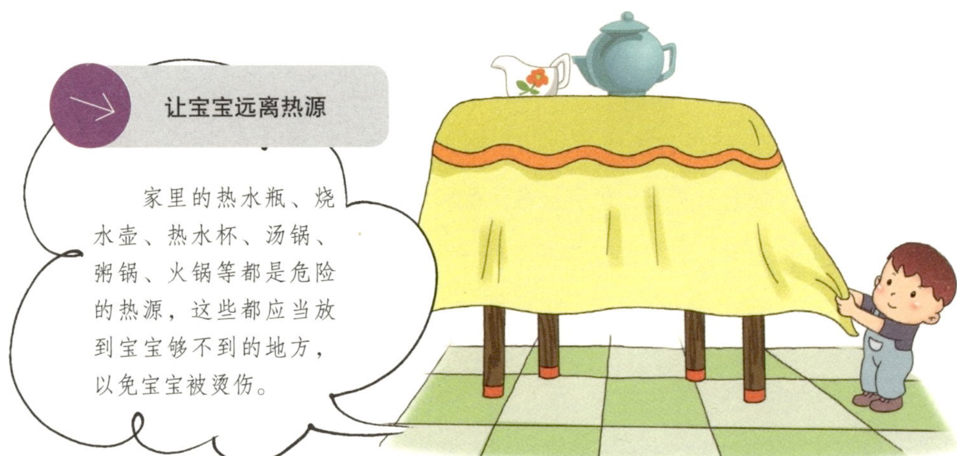

家里的热水瓶、烧水壶、热水杯、汤锅、粥锅、火锅等都是危险的热源，这些都应当放到宝宝够不到的地方，以免宝宝被烫伤。

教育宝宝厨房的危险性

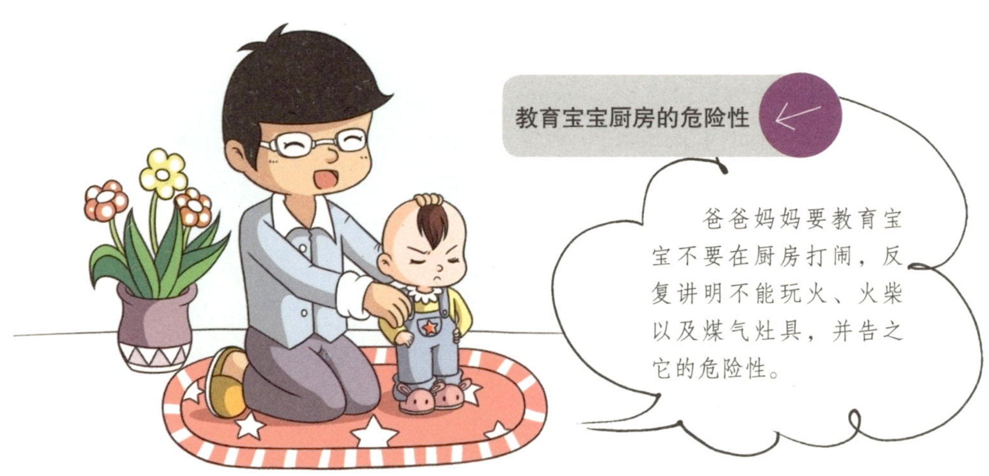

爸爸妈妈要教育宝宝不要在厨房打闹，反复讲明不能玩火、火柴以及煤气灶具，并告之它的危险性。

育儿小百科

烧伤、烫伤多见于5岁以下的宝宝，此阶段宝宝生性好动，好奇心强，又缺乏自我保护意识，如大人看护不周极易发生意外。烧、烫伤主要是指人体接触高温物体，或者受到火或电及化学物质等伤害而造成的问题。

如果宝宝烧、烫伤，妈妈应该采取哪些措施？

1.妈妈应立即消除致伤的原因，并脱去宝宝的衣物，将患处用冷水或冰水浸泡冲洗约10分钟，这是最有效的烫伤急救方法。

2.如果皮肤已出现水疱，可用消毒针刺破水疱，挤放出液体；如果水疱已破或已剥落，可用消毒的凡士林纱布暂包扎。

3.如果致伤的部位不能包扎，宜采用暴露法，使创面干燥，以减少感染的机会。

4.如果致伤的程度深，紧急处理后应立即送医院做进一步的处理。不要扯下伤口处的粘连物。

5.给受伤的宝宝喝些果汁或糖盐水，以补充水分。

在生活中如何预防烧、烫伤？

1.给宝宝洗澡时，要先试水温，避免水温太热，烫伤宝宝。

2.用澡盆洗澡，要先倒凉水，再倒热水，以免宝宝误入热水。

4.电熨斗用完后，及时放到安全处，避免宝宝被烫伤。

5.暖瓶要放在宝宝够不到的地方，使用完后要立即盖好瓶盖放好。

6.不要让宝宝入厨房。

摔伤、跌伤

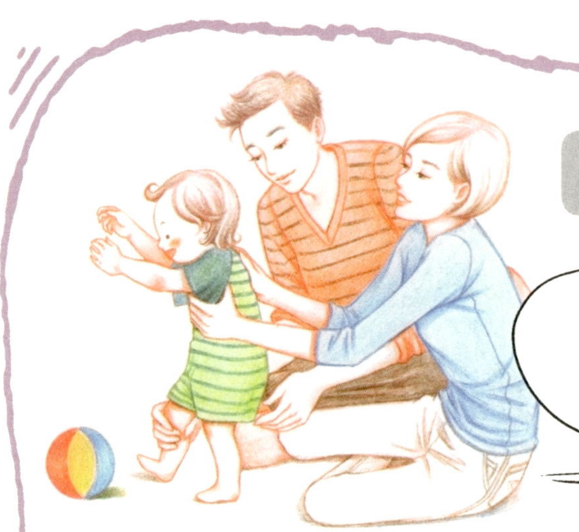

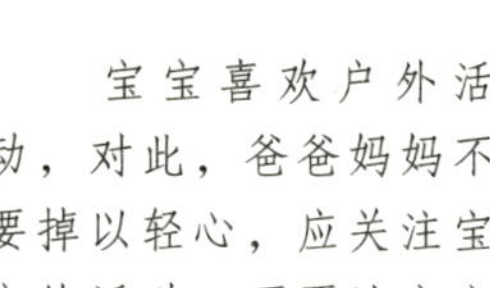

关注宝宝活动

宝宝喜欢户外活动，对此，爸爸妈妈不要掉以轻心，应关注宝宝的活动，不要让宝宝摔伤，跌伤。

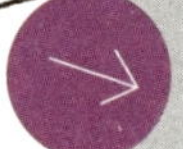

宝宝发生骨折的处理

骨折分为两种。骨折处皮肤未出现破损是闭合性骨折，断裂的骨头在皮肤组织内部。开放性骨折能从皮肤破裂处见到被折断的骨头。开放性骨折应立即止血，可先压住伤口血管的上端，用干净的纱布、绷带等包扎伤口；不便包扎的伤口可扎止血带止血。除此之外，还要利用木板等坚硬物夹住骨折处，并将骨折处的上下两关节都固定住。

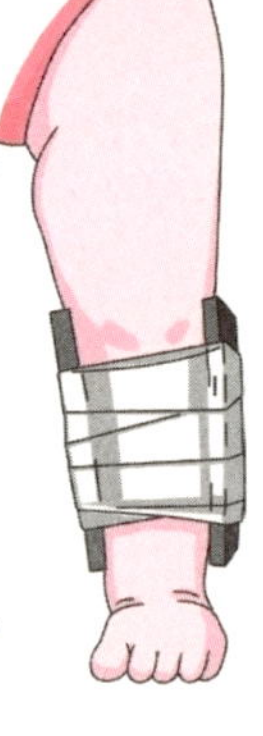

育儿小百科

3岁以后，宝宝的活动能力增强，运动量增大，从会走到会跑、会跳，跌倒、摔伤是很常见的。再加上宝宝对事物的好奇心和兴趣的增加，在玩耍和日常生活中受伤的机会多起来，很容易摔伤、跌伤，使面部、口唇、牙齿、膝盖受伤，甚至发生骨折及头部外伤。

宝宝摔、跌伤，妈妈应该采取哪些措施？

如果伤口污染不严重，也不太痛，如表皮擦伤，可用冷开水或自来水清洗局部，然后用酒精涂抹即可，也可以用红药水。如果局部青紫肿胀，用红花油等有利于消肿的外用药物涂在受伤部位，直到消肿为止。需要特别注意的是如果受伤时碰到铁器上，并有伤口，就不可掉以轻心，伤口可能会被破伤风杆菌感染，而诱发破伤风。这时家长应及时带领患儿到医院做相应的检查并处理伤口。

跌倒使宝宝的头部被撞，如何处理？

宝宝头部被撞击后，如果当时并没有明显的反应，身上也没有明显的伤处，家长千万不要以为就没关系了，有时宝宝会在之后的数日内出现情绪不好，不断哭闹或无精打采；宝宝不停喊头痛；处于睡眠状态，不愿意睁开眼睛，还可能出现抽搐、面色苍白、经常呕吐，这可能是大脑受损，应立即送医院检查治疗。

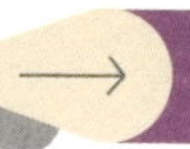

煤气中毒

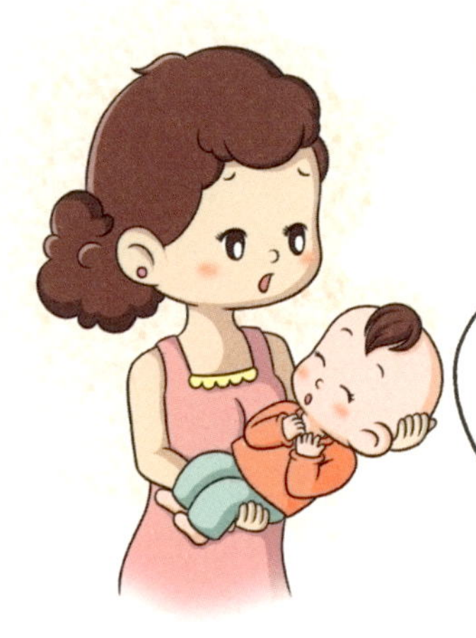

煤气中毒的症状

轻度中毒的宝宝会感到头晕、头痛、恶心呕吐、神志不清。重度中毒的宝宝，口唇呈樱桃红色，全身皮肤潮红，神志不清，甚至昏迷、呼吸短浅、四肢冰凉、大小便失禁。

做饭后及时关闭煤气阀门

妈妈在家做饭后，一定要记得将煤气阀门关闭，还要明确告诉宝宝不要动煤气阀门，增强宝宝的安全意识，以免使宝宝出现煤气中毒。

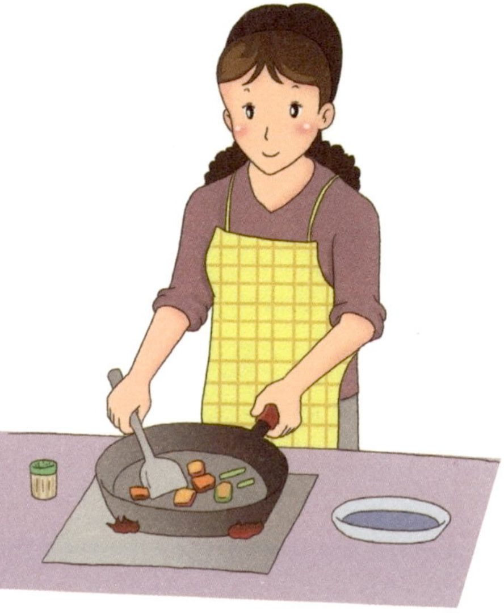

育儿小百科

煤气中毒，即一氧化碳中毒。一氧化碳是无色无味的气体。煤气中毒多数发生在用煤球和煤饼取暖的家庭。另外，家用煤气使用不当也会造成煤气中毒。一氧化碳与血红蛋白的结合力约强于氧气与血红蛋白结合力的200倍，如果结合，不易分开。

如果发生煤气中毒，妈妈应该采取哪些措施？

立即把患儿搬到室外空气流通的地方，尽快松解领口和腰带，使其呼吸不受任何限制，吸入新鲜空气，排出一氧化碳，但要注意保暖。

症状轻的，可喝些热浓茶，这样不但可抑制恶心，而且有助于减轻头痛，一般1～2小时即可恢复；症状严重的，恶心、呕吐不止，神志不清以致昏迷者，应及时送医院抢救，最好送到有高压氧舱设备的医院。如果拖延时间较长，昏迷的患儿的大脑可受到不同程度损伤。护送途中要尽可能清除患儿口中的呕吐物或痰液，将头偏向一侧，以免呕吐物阻塞呼吸道引起窒息。

如果患儿呼吸不匀或微弱时，可进行口对口人工呼吸进行抢救。如果呼吸和心跳都已停止，可在现场做人工呼吸和胸外心脏按压，即使在送医院途中，也要坚持抢救。

怎样预防煤气中毒？

燃气热水器应与浴池分室而建，并经常检查煤气与热水器连接管线的完好；如入室后感到有煤气味，应迅速打开门窗，并检查有无煤气漏泄或有煤炉在室内，切勿点火；一定要使用煤气专用橡胶软管，不能用尼龙、乙烯管或破旧管子，每半年检查一次管道通路。

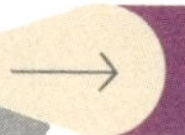

食物中毒

夏秋季节少给宝宝吃海鲜

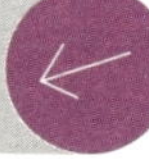

食物中毒多发于夏秋季，一般乳制品、鱼虾类、蛤肉类食品容易引发食物中毒。

食物中毒的主要表现

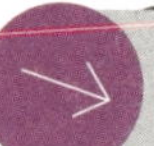

食物中毒以呕吐和腹泻为主要表现，常在食后1小时到1天内出现恶心、剧烈呕吐、腹痛、腹泻等症，继而可出现脱水和血压下降而致休克。肉毒杆菌污染所致食物中毒病情最严重，可出现吞咽困难、失语、复视等症。

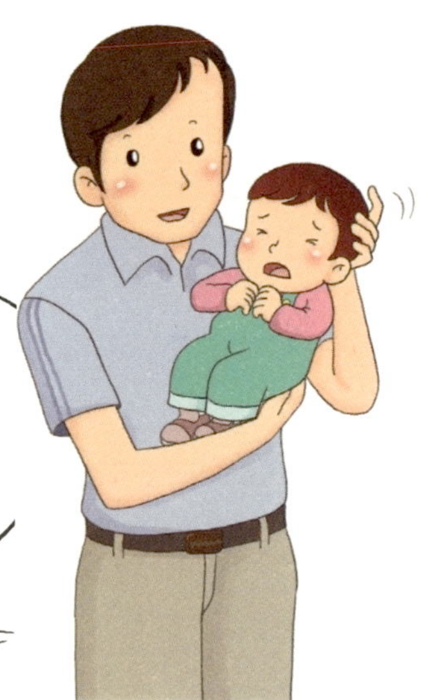

育儿小百科

食物中毒多发生在夏秋季，主要是因为误食细菌污染的食物而引起的一种以急性胃肠炎为主症的疾病。最常见的为沙门氏菌类污染，以肉食为主，葡萄球菌引起中毒的食物多为乳酪制品、糖果糕点等，嗜盐菌引起中毒的食物多是海产品，肉毒杆菌引起中毒的食物多是罐头肉食制品。禁食霉腐变质的食品可预防食物中毒发生。

宝宝食物中毒，妈妈应该采取哪些措施？

1.催吐：如果食物中毒发生的时间在1～2个小时内，可以多给患儿喝白开水，然后用手指或筷子伸入喉咙进行催吐，以尽量排出胃内残留的食物，防止毒素进一步的吸收。

2.导泻：如果中毒已经超过两个小时，且患儿精神尚好，则服用一点泻药，促进中毒食物尽快排出体外。

3.解毒：如果是吃了变质的鱼、虾等引起的食物中毒，取食醋100毫升，稀释后一起服下，若是饮用了变质的饮料，最好的办法是服用鲜牛奶或其他含蛋白质的饮料。

4.禁食：食物中毒早期应禁食，但不宜过长。

怎样预防食物中毒？

少给宝宝吃容易导致中毒的食物，如腊肠加工品、冰激凌、奶油面包及牛奶、棒冰等食物。另外，应少给宝宝吃那些不合时令上市的食品。平常还要注意不要让宝宝吃放置时间过久的食物。

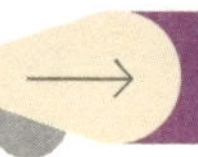

误服药物

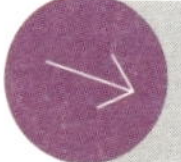

将药品放在高处

日常生活中，妈妈应把药品放在宝宝碰不到的地方，不要同时与食品放在一起，导致宝宝误食。

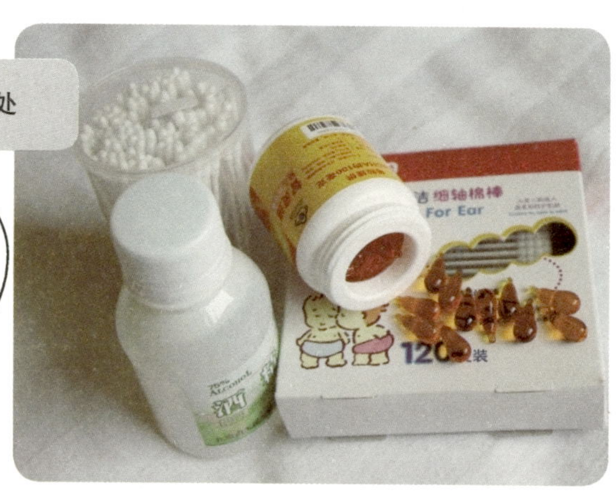

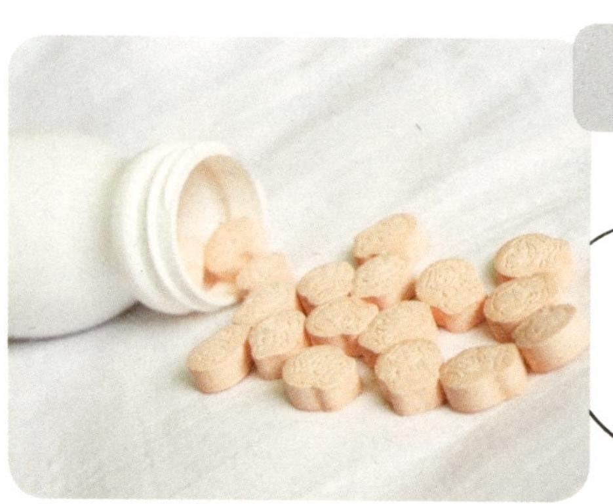

避免宝宝误服药物

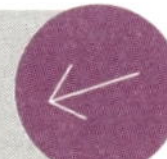

平时教育宝宝不要乱吃东西。不要把食物和药物混放在一起。宝宝模仿能力强，对新鲜事物充满好奇心，大人吃药时要尽量避开宝宝。

育儿小百科

由于对家中常备药物管理不善，导致宝宝错把药物当作糖果或饮料服用而发生意外。遇到这种情况，应立即送往附近的医院抢救。家长首先要辨明宝宝吃的是什么药物，如果搞不清楚，就要将装药品的瓶子及宝宝的呕吐物，一同带往医院检查。

误服药物的症状有哪些？

某些药品的不良反应或毒性小，如维生素类药，即使是吃错了或多吃了一两片，一般问题不大。而有的药物误服后后果会很严重，如有一定的剂量限制的安眠药及某些解痉药、退热药等，宝宝多吃会出现昏睡、昏迷、心跳剧烈加快（或减慢），甚至休克。

宝宝误服药物，应该采取什么措施？

如果是两岁以下的宝宝，可一手抱着宝宝，另一手深入宝宝的口内刺激咽部使其将药物吐出来；若是两岁以上的宝宝，可先让其饮用大量的清水，然后刺激咽部使其吐出来。催吐必须及早进行，若超过三四个小时，毒物已经进入肠道，催吐也就失去了意义。

要注意的是已经昏迷的宝宝和误服汽油、煤油等石油产品者不能进行催吐，以防发生窒息；如果误服强碱药物，应立即服用食醋、柠檬汁、橘汁等；误服强酸，应使用肥皂水、生蛋清，保护胃黏膜；如果误喝了碘酒应赶紧喝米汤、面糊等淀粉类流质，以阻止人体对碘的吸收；错喝了癣药水、止痒药水、驱蚊药水，应立即多喝浓茶，因茶叶中含有鞣酸，有沉淀和解毒的作用。

果冻引发窒息

宝宝吃果冻的时候，有时会边跑边吃，也有时边吃边说话，这样不慎将果冻吸入气管的事情时有发生。

遇到这种紧急情况，大人要将宝宝倒立，然后猛拍其后背，设法利用宝宝胸腔的压力把果冻挤出来。不要让宝宝在慌乱之中继续向肺部深吸果冻，要迅速把宝宝送往医院抢救。如果宝宝正在咳嗽，切莫打扰他。因为咳嗽是在利用腹腔及胸腔压力把异物咳出。如果异物没有咳出，应尽量排出宝宝嘴中异物。

为了避免吃果冻引发窒息，在宝宝3岁以前，尽量不要给宝宝吃果冻。若是给宝宝吃果冻，一定要将果冻从其塑料盒中取出捣碎，不要让宝宝吸食或吃整块果冻。

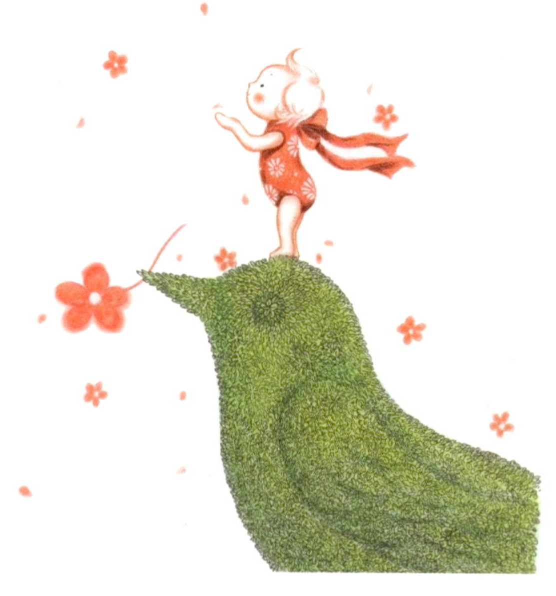